PAL praktisch anwendbare Lebenshilfen

Dr. Doris Wolf

Ängste verstehen und überwinden

DAS ARBEITSBUCH

Mit Infografiken, Selbsttests, Übungen und Selbsttrainings

pal

PAL Verlagsgesellschaft mbH
Seit 40 Jahren der Verlag für praktisch anwendbare Lebenshilfen aus der Hand erfahrener Psychotherapeut:innen und Coaches.

Bibliografische Information der Deutschen Nationalbibliothek. Die Deutsche Nationalbibliothek verzeichnet diese Publikation in der Deutschen Nationalbibliografie, abrufbar im Internet über http://dnb.d-nb.de

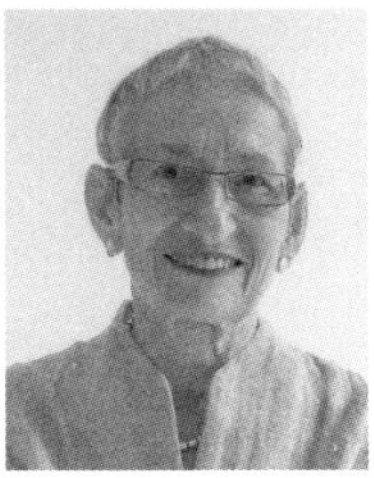

Dr. Doris Wolf ist Diplom-Psychologin und arbeitet seit 40 Jahren als Verhaltenstherapeutin in eigener Praxis. Seit den 1980er-Jahren veröffentlicht sie zahlreiche Ratgeber zu psychologischen Themen, die allesamt zu Bestsellern wurden. Darüber hinaus ist sie Autorin des Lebensfreude-Kalenders. Zusammen mit Ihrem Mann und Kollegen, Rolf Merkle, hat sie Ende der 1990er Jahre umfangreiche und bis heute überaus erfolgreiche Websites entwickelt zu Themen wie Ängste und psychische Belastungen, aber auch Positiver Psychologie. Mehr Infos zur Autorin: www.doriswolf.de

www.palverlag.de
ISBN 978-3-910253-11-7
1. Auflage 2024

Redaktion und Lektorat: Melanie Haizmann
Korrektur: Alexander Eß
Covergestaltung: Karin Etzold
Coverabbildung: © stock.adobe.com
Abbildungen im Innenteil: © stock.adobe.com
Satz und Druck: Grafik + Druck digital K.P. GmbH, München

Inhalt

So funktioniert dieses Arbeitsbuch

Liebe Leserin, lieber Leser,

herzlichen Glückwunsch! Du hast dich dazu entschieden, an deinen Ängsten zu arbeiten und einen Schritt auf dem Weg zu mehr innerer Ruhe und Gelassenheit zu gehen.

Seit 40 Jahren arbeite ich als Psychotherapeutin mit Menschen, die mit ihren Ängsten, Phobien und Panikzuständen zu kämpfen haben. Dabei ging es mir immer darum, die Patientinnen und Patienten zu ermutigen, selbst aktiv zu werden, und ihnen Strategien und Techniken an die Hand zu geben, mit denen sie einen positiven Umgang mit ihren Ängsten finden können. Meine Erfahrungen waren für mich der Anlass, zusammen mit meinem Mann und Kollegen Rolf Merkle (1952–2019), zahlreiche Texte auf den PAL-Ratgeber-Websites sowie Ratgeberbücher zum Themenbereich Angst und Panik zu schreiben. Allen voran „Ängste verstehen und überwinden“, das mittlerweile über 300.000 Leserinnen und Lesern Hilfe zur Selbsthilfe gibt. Das vorliegende Arbeitsbuch baut auf den Inhalten dieses Ratgebers auf, wiederholt dessen Schwerpunkte und konkretisiert sie in einfach anwendbaren Übungen und Anleitungen wie der Konfrontationstherapie oder dem Sorgen-Tagebuch. Dennoch kannst du das Arbeitsbuch, auch ohne Kenntnis von „Ängste verstehen und überwinden“ lesen und anwenden.

Dass du selbst daran arbeitest, einen besseren Umgang mit deinen Ängsten zu finden, ist gut und wichtig. Bevor du aber beginnst, mach dir bitte bewusst, dass dieses Arbeitsbuch kein Zaubertrank ist, der über Nacht alle deine Ängste verschwinden lässt. Vielmehr ist es ein Werkzeug von vielen, die dir dabei helfen können, deine Ängste besser zu verstehen und nach und nach zu bewältigen. Neben der Arbeit in diesem Buch kann es notwendig sein, dass du dir professionelle Hilfe suchst. Sprich dafür am besten mit deiner Ärztin oder deinem Arzt, deiner Therapeutin oder deinem Therapeuten. So kannst du weitere Schritte einleiten.

Ich möchte dir außerdem ans Herz legen, dass du dich regelmäßig mit den Übungen und Aufgaben in diesem Buch beschäftigst. Ängste, Phobien oder Panikattacken verschwinden nicht von allein. Nur durch kontinuierliche Arbeit kannst du langfristige Fortschritte erzielen. Sei dabei geduldig mit dir selbst und erlaube dir, kleine Schritte zu machen. Jeder Fortschritt – wie klein er auch sein mag – ist ein Erfolg und ein Schritt in die richtige Richtung. Rechne aber auch damit, dass es zu Rückschritten oder -fällen kommen kann – das ist normal und gehört dazu. Behalte dabei im Kopf: Auch zwei Schritte nach vorne und einer zurück sind ein Erfolg!

Veränderungen brauchen einfach Zeit. Sei nicht entmutigt, wenn du nicht sofort spürbare Ergebnisse siehst. Gib dir selbst die Möglichkeit, dich zu entwickeln – und rechne auch damit, dass es solche und solche Tage geben wird. Vielleicht ging es dir gestern sehr gut, heute aber kommen die Ängste mit voller Wucht zurück. Das ist vollkommen normal und Teil des Weges. Wichtig ist nur, dass du weiterhin am Ball bleibst und an dir arbeitest. In diesem Arbeitsbuch findest du eine Vielzahl von Übungen, Techniken und Reflexionsaufgaben, die dir dabei helfen werden, deine Ängste zu bewältigen und ein angstfreies Leben zu führen. Nutze sie nach deinem eigenen Tempo und Bedürfnis, möglicherweise immer abgestimmt auf deine Therapie.

Ich wünsche dir viel Erfolg auf deinem Weg der Angstbewältigung und hoffe, dass dieses Arbeitsbuch dir dabei eine wertvolle Unterstützung sein wird.

Doris Wolf

1

Wie zeigt sich Angst?

Wie zeigt sich Angst?

Was ist Angst?

Wenn wir uns vor Augen führen, was über Angst geschrieben wird, so finden wir in diesem Zusammenhang verschiedene Begriffe, zum Beispiel Furcht, Angst, Phobie, Panikattacken.

Furcht kennzeichnet das Gefühl, das eine eindeutige, konkrete Bedrohung begleitet. Furcht kann zu Kampf, Flucht oder Apathie führen. Sie zeigt an, dass sich ein Individuum einer aktuellen Bedrohung bewusst ist, und dass es reagiert, um sich zu schützen.
Angst ist ein unangenehmer Gefühlszustand; sie wird durch eine vage oder unklare Bedrohung ausgelöst und wird begleitet von körperlichen Reaktionen, die auftreten, wenn Furcht ausgelöst wird.
Phobie ist die Furcht vor Gegenständen oder Ideen, die im Allgemeinen keine Furcht erzeugen. Eine betroffene Person weiß, dass die Furcht eigentlich unbegründet ist, kann sie aber nicht überwinden. Sie hat das Bedürfnis, den Gegenstand oder die Situation zu meiden. Je näher sie an die Situation oder den Gegenstand kommt, desto stärker wird die Furcht. Je weiter sie entfernt ist, desto weniger Furcht hat sie. Die Person kann durch Vermeidungsverhalten relativ angstfrei leben, da der Gegenstand meist konkret und eng umgrenzt ist.
Panikattacken sind wiederkehrende Angstattacken, die mit körperlichen Symptomen wie Herzklopfen, Brustschmerzen, Erstickungsgefühlen, Schwindel und Entfremdungsgefühlen einhergehen.

Du als betroffene Person weißt am ehesten, was du als Angst bezeichnen willst, und wie sich deine Angst anfühlt. Angstgefühle treten in unterschiedlicher Stärke und in unterschiedlichen Situationen auf. Allgemein unterscheidet man akute und chronische Angst:

Akute Angst

Die Angst entsteht innerhalb weniger Tage. Sie schwankt dann in der Stärke, ist jedoch nie völlig weg. Die Angst überfällt die betroffene Person plötzlich und behindert sie häufig vollkommen. Die Anfälle dauern zwischen wenigen Minuten und einigen Stunden. Die Angstanfälle können mehr als einmal pro Woche bis ein- bis zweimal pro Monat auftreten. Thema der Angst ist meist Furcht vor einem körperlichen Unglück oder einer „zwischenmenschlichen Katastrophe".

Chronische Angst

Leiden Betroffene mindestens 6 Monate an Angstzuständen und häufen sich diese mehrmals am Tag, spricht man von chronischer Angst. Die Angst entwickelt sich langsam und schleichend, wird aber so belastend, dass die betroffene Person ihren Alltag nicht mehr meistern kann. Themen der chronischen Angst sind häufig Angst vor Kritik und Ablehnung und Angst zu versagen.

Warum gibt es so etwas wie Angst?

Wir alle kommen mit der Fähigkeit zur Welt, Angst zu empfinden. Sie ist absolut notwendig, denn sie ist ein Alarmsystem, das den Körper bei Gefahr bereit macht für Kampf, Flucht oder Stillstand: Für unsere Vorfahren gab es drei Überlebensstrategien: „Nichts wie weg" (Flucht), „Draufschlagen" (Kampf) oder „Ducken und ruhig bleiben" (Schrecken). Dafür benötigen wir körperliche Veränderungen. Befinden wir uns also in Lebensgefahr, ist Angst durchaus sinnvoll, denn sie unterstützt unsere Leistungsfähigkeit, macht uns wach und vorsichtig.

ABER: Unser Alarmsystem funktioniert nicht immer richtig. Manchmal bekommen wir auch Angst, wo wir überhaupt nichts zu unserer Verteidigung tun müssen oder können – weil die Gefahr in der Zukunft liegt oder möglicherweise niemals eintreten wird.

Körperliche Veränderungen bei Angst

Was passiert bei Angst und Panik im Körper?

Viele Menschen wissen nicht, dass sich die Angst nicht nur in ihren Gefühlen, sondern auch in ihrem Körper äußert. Deshalb werden sie durch ihre körperlichen Symptome, die bei Angst auftreten, verunsichert. Ja, im Falle der Panik lösen sie ihre Panikattacke sogar erst aus oder steigern sie noch, indem sie die körperlichen Beschwerden falsch bewerten – nämlich als Hinweis auf eine ernste körperliche Erkrankung oder gar den herannahenden Tod.

Wie entsteht die Angst im Körper?

Zunächst einmal nehmen unsere Sinnesorgane etwas wahr. Wir hören, sehen, spüren, riechen oder schmecken etwas. Diese Wahrnehmung wird an das Gehirn weitergeleitet. Die Großhirnrinde interpretiert die Reize aufgrund der Erfahrungen in der Vergangenheit als gefährlich. Von dort gelangt die Meldung an das limbische System, das für unsere Gefühle zuständig ist.

Sind blitzschnelle Reaktionen für unser Überleben erforderlich, reagiert die Amygdala auch ohne vorherige Verarbeitung und Bewertung der Informationen durch die Großhirnrinde. Wir kennen das, etwa wenn wir durch ein plötzlich auftretendes Geräusch aufschrecken. Dann wird unser Körper auf Kampf, Flucht oder Verharren vorbereitet – eine automatische Reaktion, dank derer unsere Vorfahren überleben konnten.

Grundsätzlich ist Angst ein Gefühl, das sich bei tatsächlicher oder fantasierter Gefahr einstellt. Unser Organismus ist darauf aus, sich selbst am Leben zu erhalten. Wird Gefahr gemeldet, kommt es nach einer kurzen Schrecksekunde zu einer Alarmreaktion: Das sympathische Nervensystem tritt in Aktion. Es ist zuständig für die Aktivierung unseres Körpers. Unser Körper wird auf Kampf oder Flucht vorbereitet. Das zeigt sich durch folgende körperliche Veränderungen:

- Der Herzschlag erhöht sich, und die Herzkranzgefäße erweitern sich.
- Das Herz schlägt schneller, der Blutdruck steigt an.
- Die Blutgefäße der Haut und der inneren Organe verengen sich.
- Die Skelettmuskeln werden stärker durchblutet und spannen sich an, sodass wir bereit sind für Kampf oder Flucht.
- Als Vorbereitung auf mögliche Verletzungen verdickt sich das Blut.
- Die Bronchien erweitern sich, die Atmung wird schneller.
- Wir verbrauchen mehr Energie, da der Stoffwechsel sich beschleunigt.
- Wir verlieren den Appetit, die Verdauung wird eingestellt.
- Blutzuckerspiegel und Blutfettwerte (Cholesterin) steigen.
- Der Speichelfluss wird reduziert, der Speichel wird zähflüssig.
- Wir verlieren die Lust auf Sex, die Genitalien werden schwächer durchblutet.
- Die Pupillen erweitern sich, um das Sehfeld zu vergrößern und die Gefahr besser zu sehen.
- Die Ausscheidung, Harn- und Stuhldrang werden eingestellt.
- Die Energiereserven (Zucker und Fette) werden angezapft, um genügend Energie für eine mögliche Verteidigung oder Flucht zu haben.
- Die Temperatur im Körperinneren steigt an.
- Wir haben kalten Schweiß.
- Wir sind hellwach und richten unsere Aufmerksamkeit auf die Gefahr.
- Wir sind nervös, unruhig und erregt.

Im Normalfall kommt es nach wenigen Minuten zu einer Gewöhnung an die Situation, das parasympathische Nervensystem übernimmt wieder. Es ist dafür zuständig, dass unser Körper wieder in den Normalzustand, zur Ruhe und Entspannung zurückkehrt. Das können wir an folgenden körperlichen Merkmalen erkennen:

- Der Herzschlag verlangsamt sich, und die Herzkranzgefäße verengen sich.
- Der Blutdruck sinkt.
- Die Blutgefäße der Haut und inneren Organe weiten sich.
- Die Skelettmuskeln entspannen sich.

- Das Blut verdünnt sich.
- Die Bronchien verengen sich, wir atmen wieder langsamer.
- Wir sparen Energie ein, der Stoffwechsel wird verlangsamt.
- Die Verdauung kommt wieder in Gang.
- Die Insulinproduktion wird aktiviert.
- Unser Speichelfluss nimmt wieder zu, der Speichel wird dünnflüssig.
- Sexuelles Verlangen kehrt zurück, die Genitalien werden stärker durchblutet.
- Die Pupillen verengen sich, evtl. weinen wir.
- Es kommt zu Blasen- und Darmentleerung.
- Unsere Energiereserven (Zucker und Fette) werden nicht mehr angezapft.
- Die Körpertemperatur im Innern nimmt ab und in der Haut zu.

Bei intensiven Erregungszuständen und bei Panikanfällen können sowohl das sympathische als auch das parasympathische System gleichzeitig aktiviert sein.

Wie Angst Gedanken und Verhalten verändert

Angst schlägt sich nicht nur in verschiedenen Körperfunktionen nieder. Viele Menschen erleben nur die körperlichen Beschwerden und kommen gar nicht auf die Idee, ihren Zustand mit Angst in Verbindung zu bringen. Wird der Körper aber alarmiert, wirkt sich das auch auf unsere Gedanken und unser Verhalten aus:

Wir fühlen uns angespannt und reizbar, können uns nicht konzentrieren, uns nichts merken. Manchmal haben wir Albträume. Unsere Gedanken kreisen häufig um die Gefahr, wir grübeln. Vielleicht können wir auch nicht einschlafen, wachen häufiger oder zu früh auf. Wir meinen, die Situation nicht mehr „aushalten" zu können. Wir laufen ruhelos umher, stürzen uns in hektische Betriebsamkeit oder sind permanent erschöpft, wie gelähmt. Möglicherweise können wir nur noch in Begleitung Auto fahren. Vielleicht ziehen wir uns von der Umwelt zurück, haben uns zwanghafte Rituale auferlegt, um die Unruhe zu besiegen. Wir trinken, essen zu viel oder nehmen Tabletten. Wir sind nicht mehr wir selbst.

Bitte behalte diese Zusammenhänge zwischen Körper und Seele gut im Kopf. Schau, wenn du körperliche Symptome verspürst, immer auch, ob du nicht ohnehin bereits in großer Anspannung warst oder die momentane Situation als bedrohlich bewertet hast.

Eine erste Bestandsaufnahme

Du lebst vielleicht schon seit Jahren mit den Einschränkungen, die du durch deine Angst hast. Nun hast du den Entschluss gefasst, aktiv etwas gegen deine Angst zu tun. Die gute Nachricht: Du kannst deiner Angst das Leben ganz schön schwer machen und sie auf das normale Maß reduzieren. Am besten beginnst du mit einer Bestandsaufnahme.

Normale Sorgen kennen wir alle. Sie dauern nicht so lange an und münden häufig in die Lösung des Problems. Wir können auch meist umschalten, weg von den Sorgen, hin zu angenehmeren Themen. Die normalen Sorgen haben durchaus eine sinnvolle Funktion. Sie sollen uns helfen, uns auf Herausforderungen vorzubereiten, sie zu vermeiden oder zu lösen. Ganz anders sieht es bei der generalisierten Angststörung aus.

Die folgende Checkliste gibt dir erste Hinweise, ob du möglicherweise unter einer generalisierten Angststörung leidest. Sie kann jedoch nicht die Diagnose einer psychologisch geschulten Fachperson ersetzen. Beantworte die folgenden Fragen bitte offen und ehrlich.

Checkliste Angst

Kreuze die für dich zutreffenden Symptome an.

Hast du in den letzten 6 Monaten oder länger mindestens vier der folgenden Symptome bemerkt?

- ☐ Herzklopfen, Herzrasen oder Herzstolpern
- ☐ kalte Schweißausbrüche
- ☐ Zittern oder Beben
- ☐ einen trockenen Mund
- ☐ Schwierigkeiten, Luft zu bekommen, oder Atemnot
- ☐ ein Engegefühl im Brust- oder Bauchbereich
- ☐ Übelkeit und Brechreiz
- ☐ Schwindel, Benommenheitsgefühle
- ☐ ein allgemeines Schwächegefühl
- ☐ das Gefühl, alles um dich herum sei unwirklich
- ☐ Angst, keine Kontrolle mehr zu haben
- ☐ Angst, verrückt zu werden
- ☐ Angst, sterben zu müssen
- ☐ das Gefühl, zu ersticken
- ☐ Kribbeln oder Taubheitsgefühle
- ☐ Angst, ohnmächtig zu werden
- ☐ Angst, auszurasten
- ☐ Muskelverspannungen, akute oder chronische Schmerzen
- ☐ Ruhelosigkeit und Unfähigkeit zum Entspannen
- ☐ Nervosität und Anspannung
- ☐ ein Kloßgefühl im Hals oder Schluckbeschwerden
- ☐ übertriebene Reaktionen auf kleine Überraschungen oder Erschreckt-Werden
- ☐ Konzentrationsschwierigkeiten, Leeregefühl im Kopf wegen Sorgen oder Angst
- ☐ anhaltende Reizbarkeit
- ☐ Einschlafstörungen aufgrund von Grübeln und Gedanken an Sorgen

Hast du vor bestimmten Situationen oder Gedanken Angst? Wenn ja, notiere hier, wovor du dich ängstigt oder wann du einen Panikanfall erleidest.

Beeinflusst deine Angst deinen Alltag? Beobachtest du an dir selbst ein Verhalten, um Situationen zu vermeiden? Vielleicht vermeidest du es, an überfüllte Orte zu gehen, weil du Angst vor sozialen Situationen hast. Möglicherweise sagst du Verabredungen ab, weil du dich vor möglichen Panikattacken fürchtest. Oder du nimmst keine beruflichen Chancen wahr, weil du Angst vor dem Versagen hast. Schreibe das alles hier auf:

Eine Angststörung ist eine psychische Erkrankung, die durch große und unkontrollierbare Ängste gekennzeichnet ist, die übermäßig stark sind und das tägliche Leben beeinträchtigen. Diese Ängste können sich auf verschiedene Bereiche des Lebens beziehen, wie beispielsweise soziale Situationen, spezifische Phobien, Panikattacken oder generalisierte Ängste.

Meist ist eine Therapie notwendig, um mit den Ängsten umzugehen. Therapeutische Interventionen wie kognitive Verhaltenstherapie, Expositionstherapie, Medikation oder eine Kombination aus beiden können helfen, die Symptome zu lindern, Bewältigungsstrategien zu entwickeln und die Freude ins Leben zurückzuholen. Ohne angemessene Behandlung können Angststörungen dazu führen, dass Betroffene in ihrer persönlichen und beruflichen Entwicklung eingeschränkt sind. Zudem können sie zu anderen psychischen Gesundheitsproblemen führen. Daher ist es wichtig, frühzeitig professionelle Hilfe in Anspruch zu nehmen, wenn Anzeichen einer Angststörung auftreten.

Versprechen an dich selbst: Lies dir deinen Text oben noch einmal durch. Mach dir bewusst, wie die Angst dein Leben beeinflusst. Nun male dir aus, wie ein Leben ohne Angst aussehen könnte – was wäre anders, was wäre leichter, was wäre besser? Beschreibe dieses Leben ohne Angst in deinen eigenen Worten.

Du hast dir jetzt einen ersten Überblick über deine Angst verschafft und darüber reflektiert, wie sie deinen Alltag bestimmt. Um nun an deinen Ängsten zu arbeiten, solltest du als erstes verstehen, wie sie entstehen – denn genau hier kannst du im Folgenden ansetzen und an ihnen arbeiten. Sehen wir uns also an, woher deine Angst kommt.

Das ABC der Gefühle

Das ABC der Gefühle

Wie entstehen Gefühle?

Wenn ich dich fragen würde, wie deine Angst entsteht, dann würdest du mir wahrscheinlich so wie die meisten Menschen antworten: „Ganz einfach, bestimmte Dinge machen mir Angst." Du siehst den nörgelnden Partner, das ungehorsame Kind, die ungerechte Kritik der Chefin, den trödelnden Autofahrer vor dir als Auslöser für deinen Ärger.

- Du bist der Meinung, dass andere dir Angst oder dich traurig machen können.
- Du glaubst, dass bestimmte Situationen oder Dinge dich aufregen oder krank machen.
- Du bist überzeugt, dass andere dich verletzen oder aufregen können.

Wenn nun aber andere die Auslöser für deine Reaktionen wären, dann hättest du keinen Einfluss auf deine Gefühle. Die anderen könnten negative Gefühle in dir hervorrufen, wann immer sie wollten. Du wärst das Opfer deiner Lebensumstände und deiner Umwelt. Gott sei Dank haben wir alle jedoch ein Wörtchen mitzureden bei unseren Gefühlen. Schon vor 2000 Jahren lehrten die Stoiker:

> *„Es sind die Dinge, die uns beunruhigen, sondern die Vorstellungen und Meinung, die wir von ihnen haben."*
>
> *Epiktet*

So funktioniert das ABC der Gefühle

Unsere Gefühle entstehen nach dem ABC der Gefühle. Jedes Mal, wenn du zum Beispiel traurig, verärgert, froh, eifersüchtig, neidisch oder ängstlich bist, hast du zuerst etwas wahrgenommen. Du hast etwas gesehen, gehört, gespürt, geschmeckt, gerochen, hast dich an vergangene Ereignisse erinnert oder dir Ereignisse in der Zukunft vorgestellt.

Das ist A: die Situation.
Dann hast du deine Wahrnehmung mehr oder weniger bewusst als relativ positiv, neutral oder negativ für deine Person bewertet.

Das ist B: deine Bewertung.
Und aus dieser Bewertung heraus fühlst du dich traurig, verärgert, ängstlich, froh usw. Dein Herz beginnt zu rasen. Du beginnst zu schwitzen, schneller zu atmen, zu erröten oder zu zittern usw. Du flüchtest aus der Situation, schreist dein Gegenüber an, trinkst ein Bier usw.

Das ist C: deine Gefühle, Körperreaktionen und dein Verhalten.

Es sind also **deine negativen Gedanken**, die dich deprimieren, ängstlich, eifersüchtig und ärgerlich machen, dich minderwertig und schuldig fühlen lassen.

Es sind **deine positiven Gedanken**, die dich glücklich und froh machen, dich selbst und andere Menschen lieben lassen, dich zufrieden machen.
Es sind deine neutralen Gedanken, die dich ruhig und ausgeglichen machen, die es dir ermöglichen, einen kühlen Kopf zu bewahren.

Negative Gedanken führen zu negativen Gefühlen.

Positive Gedanken führen zu positiven Gefühlen.

Neutrale Gedanken führen zu neutralen Gefühlen.

Das ABC der Gefühle ist der Schlüssel zum Verständnis all deiner Gefühle und der Gefühle anderer Menschen. Es erklärt auch, weshalb wir nach einem negativen Erlebnis, auf das wir zunächst sehr ärgerlich oder traurig reagiert haben, mit der Zeit weniger heftig reagieren können – nämlich dann, wenn wir unsere Einstellung dazu ändern. Und wir können gut nachvollziehen, weshalb sich unterschiedliche Menschen in ein und derselben Situation ganz unterschiedlich fühlen.

Das typische ABC von Angstklientinnen und -klienten sieht so aus:

A: Situation oder Vorstellung einer Situation:
eine Menschenansammlung, ein Hund, eine Katze, ein Vogel, eine Brücke, ein Tunnel, ein geschlossener Raum, eine Prüfung, die offene Straße, allein in der Wohnung, eine Todesanzeige, körperliche Symptome wie Herzstolpern oder Schwindel

B: Bewertung:
Es besteht die Gefahr, nicht zu überleben.
Es wäre schrecklich, wenn ...

C: Gefühle, Körperreaktionen und Verhalten:
Atemnot, Hände werden feucht, Herzstolpern, Anspannung, flaues Gefühl im Magen, Blutdruck steigt, Apathie, Flucht, Auseinandersetzung mit der Situation, Meidung

Beispiel für ein ABC
Hanne hat Angst, mit der Straßenbahn zu fahren. Sie ist während ihrer Schwangerschaft einmal in der Straßenbahn zusammengebrochen und seitdem nie mehr mit der Straßenbahn gefahren. Ihre Angstreaktion ist nach dem ABC der Gefühle so zu erklären:

A: Situation:
Hanne sieht die Straßenbahn.

B: Bewertung:
Straßenbahnfahren ist gefährlich, da bin ich zusammengeklappt. Bestimmt klappe ich wieder zusammen und alle anderen sehen, wie hilflos ich bin. Das kann ich nicht aushalten.

C: Gefühle, Körperreaktionen und Verhalten:
Sie fühlt Angst, ihr wird heiß, sie fährt nicht mit der Straßenbahn. Die Angst verschwindet daraufhin.

Vor ihrem Zusammenbruch sah ihr ABC so aus:

A: Situation:
Hanne sieht die Straßenbahn.

B: Bewertung:
Gut, dass die Straßenbahn kommt, das ist ein bequemes Fortbewegungsmittel. Straßenbahnfahren ist ungefährlich.

C: Gefühle, Körperreaktionen und Verhalten:
Sie ist ruhig, locker und fährt mit der Straßenbahn.

Als Hanne noch keine Angst hatte, gab sie ihrem Körper das Signal: „Es ist alles in Ordnung. Keine Gefahr." Nach dem einmaligen Zusammenbruch hat sich ihre Bewertung verändert in: „Straßenbahnfahren bedeutet Lebensgefahr!“ Daraufhin reagierte ihr Körper mit Angst, und sie mied demzufolge die Gefahrensituation. Dieses Beispiel zeigt, dass die Angst absolut normal und verständlich ist, wenn Hanne das Straßenbahnfahren in ihren Gedanken mit Lebensgefahr verknüpft. Und das ist ein ganz wichtiger Gesichtspunkt für alle Menschen, die Angst haben: Die Angst ist, sofern keine körperliche Erkrankung vorliegt, IMMER nachvollziehbar, wenn man die Gedanken und Fantasien der betroffenen Person kennt. Sie MÜSSEN ganz einfach Angst haben, wenn sie etwas als gefährlich ansehen. Was Klientinnen und Klienten mit Angst von anderen Menschen unterscheidet, ist zunächst einmal die Einschätzung oder Bewertung von Situationen, und erst als zweites die Angstgefühle und das Verhalten.

Erstelle nun mit Hilfe des Arbeitsblattes dein ganz persönliches ABC der Gefühle.

Dein ABC der Gefühle

Notiere dir in kurzen Worten unter A, was vorgefallen ist.

- Was hast du gesehen, gehört, wahrgenommen?
- Wer war anwesend?
- Was ist passiert?

A: Situation

....

....

....

....

....

....

....

....

Erinnere dich daran, dass du unter A nur das aufführst, was eine Kamera aufnehmen könnte. Eine Ausnahme ist: Hier notierst du auch, wenn du dir ein Ereignis nur in der Fantasie ausgemalt hast.

Unter B schreibst du die Gedanken, die dir in dieser Situation durch den Kopf gingen:

- Wie hast du dieses Ereignis bewertet? Positiv, negativ, neutral?
- Was bedeutet es für dich?
- Welche Schlussfolgerung hast du aus dem Ereignis gezogen?

B. Die Bewertung

....

....

....

....

....

....

....

....

....

....

....

In die Rubrik C gehören deine Gefühle, körperlichen Reaktionen und dein Verhalten.

- Welche Gefühle hast du verspürt?
- Was hast du im Körper verspürt?
- Was hast du in der Situation getan?

C: Gefühle, Körperreaktionen, Verhalten

Ereignis und Reaktion

Viele Menschen sind der Meinung, dass wir als jähzornige oder ängstliche Menschen geboren werden und dann auch unser ganzes Leben lang so bleiben müssen. Nun, man geht heute davon aus, dass wir uns von Geburt an z. B. darin unterscheiden, wie schnell wir aus dem Gleichgewicht geraten, wie risikobereit wir sind und wie stark wir körperlich reagieren. Doch gibt es für uns alle einen Spielraum, innerhalb dessen wir Einflussmöglichkeiten haben.

Wir lernen in unserer Kindheit, wie wir Ereignisse bewerten. Als Säugling und Kleinkind ist die Welt in unseren Augen eine Welt ohne Gefahren und Verbote. Wenn unsere Eltern es zulassen würden, dann würden wir beispielsweise mitten auf einer befahrenen Straße herumtollen, mit dem Essen spielen, Matsch essen usw. Erst durch unsere Eltern und Bezugspersonen lernen wir, die Welt und die Dinge in ihr als gefährlich, unanständig, gut oder schlecht anzusehen. Wir eignen uns Maßstäbe an, mit denen wir unser Verhalten und das der anderen beurteilen. Wir lernen, dass es schlimm ist, andere zu schlagen, zu beschimpfen, Fehler zu machen oder anderen etwas abzuschlagen. Wir lernen, dass es egoistisch ist, Wünsche zu äußern, dass es unmännlich ist, zu weinen, dass es wichtig ist, was die Nachbarinnen und Nachbarn denken, dass wir als Mädchen keinen Ärger zeigen dürfen, dass Wutanfälle sehr wirksam sein können usw. Unsere Eltern vermitteln uns diese Maßstäbe und Regeln, indem sie uns diese vorleben, aber auch indem sie uns durch Tadel, Ablehnung oder Schläge bestrafen, wenn wir uns nicht daran halten.

Die meisten Eltern reagieren, wenn wir ihre Regeln brechen, dann so: „Du bist ein schlechtes Kind. Ich mag dich nicht, wenn du so etwas tust. Schäme dich." Manche Eltern erziehen auch durch positive Äußerungen wie: „Die Mama hat dich lieb, wenn du ... tust." Häufige Erfahrungen dieser Art prägen unser Denken. Wir gelangen z. B. zu der Überzeugung: „Wenn ich etwas tue, das in den Augen der anderen schlecht ist, dann bin ich ein schlechter Mensch und muss mich dafür schämen und verurteilen." oder „Ich muss tun, was den anderen gefällt. Nur dann mögen sie mich."

Wir alle haben uns im Laufe unseres Lebens eine Unmenge solcher Einstellungen und Bewertungen angeeignet. Als Kind konnten wir sie nicht auf ihre Richtigkeit hin überprüfen. Wir haben sie unkritisch und gutgläubig übernommen. Wir dachten, es habe schon seine Richtigkeit, wenn unsere Eltern uns beispielsweise als undankbar, schlecht oder dumm bezeichneten. Wir dachten, man könne uns nur mögen, wenn wir uns nach den Vorstellungen der Eltern verhalten. Wir dachten, es sei unverzichtbar, von den anderen gemocht zu werden. Als erwachsene Menschen haben wir jedoch die Fähigkeit, die Normen und Maßstäbe, die uns unsere Eltern in den besten Absichten mit auf den Weg gegeben haben, kritisch zu überdenken. Stellen wir fest, dass einige dieser Verhaltensregeln uns daran hindern, das Leben zu führen, das wir führen möchten, dann können wir uns ihrer entledigen. Wir können unsere Einstellungen zu uns, den Mitmenschen und den Dingen korrigieren, wenn sie uns eher behindern als helfen, und wir können dadurch die Art und Weise ändern, wie wir uns fühlen und verhalten.

Was sind automatische Gedanken?

Manchmal wirst du wahrscheinlich von einem Moment zum anderen ärgerlich, ängstlich oder traurig, du hast den Eindruck, die Gefühle kommen einfach so über dich, ohne dass du etwas gedacht hättest. Dann können automatische Gedanken im Spiel sein. Automatische Gedanken sind Gedanken, die du dir angewöhnt hast, und die jetzt ohne dein bewusstes Zutun ablaufen.
Wenn du Auto fährst, dann denk einmal an deine ersten Fahrstunden zurück. Damals hast du dir in Gedanken ganz bewusst Anweisungen zum Autofahren gegeben. Du sagtest dir beispielsweise: „Jetzt muss ich kuppeln, jetzt den Gang einlegen, jetzt blinken, nach hinten schauen" usw. Mit einiger Fahrpraxis warst du in der Lage, dich in Gedanken mit anderen Dingen

zu beschäftigen. Du konntest an die Arbeit, an zuhause oder an den nächsten Urlaub denken und brauchtest mit deinen Gedanken nicht mehr bewusst beim Autofahren zu sein. Heißt das nun, dass du dir keine Anweisungen mehr gibst? Nein. Das heißt nur, dass diese Anweisungen ganz automatisch und unbewusst ablaufen. Solche automatischen Gedanken haben einen großen Vorteil. Sie helfen dir, blitzschnell zu reagieren. Denk nur einmal daran, was passieren würde, wenn du im Auto bei jeder Person, die plötzlich vor deinem Auto die Straße überqueren will, erst lange überlegen müsstest, ob das eine gefährliche Situation ist. Die Zahl der Verkehrstoten würde sprunghaft ansteigen.

Automatische Gedanken helfen dir, in einer Situation schnell und sicher zu reagieren. Sie sind auch im Spiel, wenn du von einem Moment zum anderen Angst bekommst, deprimiert bist oder vor Wut an die Decke gehst. Gedanken werden zu automatischen Gedanken, wenn man sie immer und immer wieder wiederholt.

Wir können unsere automatischen Gedanken jedoch auch wieder aus der Versenkung hervorholen. Beispielsweise können wir uns fragen: „Worüber bin ich so deprimiert? Welche ärgerlichen Gedanken mache ich mir?“ Manchmal hilft es auch, sich ganz bewusst in die jeweilige Situation zu begeben und auf die Gedanken zu achten. Und manchmal nützt auch die Strategie, dass wir uns fragen, was wir gedacht haben könnten, um uns so zu fühlen, wie wir uns im Augenblick fühlen. Es gibt eine generelle Richtschnur, an der wir uns orientieren können.

Für jedes Gefühl gibt es passende und charakteristische Gedankengänge.

Angst entsteht, wenn wir denken, dass eine Situation oder ein Mensch für uns gefährlich ist oder werden könnte. Wir denken:
Etwas ist bedrohlich für uns.
Es wäre schrecklich, wenn ... passieren würde.
Ich könnte das nicht bewältigen.

Ärger kommt auf, wenn wir denken, dass etwas nicht nach unseren Vorstellungen verläuft, obwohl es das sollte. Wir denken:
Die andere Person ist unfair.
Die Situation ist ungerecht. Das darf nicht so sein.

Verzweiflung und Traurigkeit entstehen, wenn wir denken, dass es keinen Ausweg gibt und alles keinen Sinn hat oder dass wir hilflos sind. Wir denken:
Es ist furchtbar, ich kann es nicht ertragen.
Ich kann nichts ändern. Es ist aussichtslos.

Freude und Glücksgefühle entstehen, wenn etwas in unserem Sinne verläuft. Wir denken:
Es ist wunderbar, großartig, schön.
Ich habe meine Ziele erreicht.
Die andere Person liebt mich.

Hast du selbst an dir schon solche auslösenden Gedankengänge beobachtet? Wie lauten sie? Notiere sie hier und schreibe auch auf, welches Gefühl sie in dir ausgelöst haben.

Das ABC der Gefühle im Alltag

Unser Denken bestimmt also unser Fühlen. Diese Erkenntnis bedeutet, dass wir für unsere Gefühle verantwortlich sind und sie bestimmen können. Zum einen ist dies eine große Befreiung – denn egal, wie andere uns behandeln, wir können im Gleichgewicht bleiben. Auf der anderen Seite können wir aber auch die Schuld für unsere Unzufriedenheit nicht mehr auf die anderen schieben. Das ABC der Gefühle bedeutet nicht, dass wir alles erdulden und nur unsere Bewertungen verändern sollen. Vielmehr heißt es: Wo es möglich und sinnvoll für uns ist, können wir uns auch dafür entscheiden, die Situation zu verändern und so unser Problem zu lösen.

Manchmal haben wir jedoch keinen Einfluss auf die Situation, dann ist das ABC der Gefühle für uns ein großer Hoffnungsschimmer: Wir können dann immer noch unsere Bewertung verändern, so unsere Gefühle beeinflussen und uns zu einem neuen Gleichgewicht verhelfen. Das ist z. B. bei einer Trennung, einem Trauerfall oder einer Entlassung wichtig.

Unsere Einstellung ist ein mächtiges Instrument, das ebenso wirksam wie eine Beruhigungstablette oder eine Droge sein kann. Wir sind nicht Opfer unserer Gefühle, sondern die Verursacher. Wir können zwar nicht alles beeinflussen, was uns widerfährt, aber immer unsere Art und Weise, wie wir damit umgehen.

Rufe dir immer wieder in Erinnerung, dass deine Gefühle durch deine Bewertungen entstehen. Was auch immer passiert, du hast Einflussmöglichkeiten auf deine Gefühle und körperlichen Reaktionen. Wenn du dich dabei ertappst, dass du andere oder die Umstände dafür verantwortlich machst, wie du dich fühlst, dann korrigiere dich sofort und sage: „Ich mache mich ängstlich, ärgerlich, traurig usw. Es sind meine Gedanken, mit denen ich mir das Leben schwer mache." Du wirst dich viele Male korrigieren müssen, bis du deine Einstellung in diesem Punkt geändert hast. Die Angewohnheit, andere für deine Gefühle verantwortlich zu machen, ist so alt und fest eingefahren, dass du energisch dagegen angehen musst.

Nutze also jede Gelegenheit, um das ABC der Gefühle im Freundes- und Bekanntenkreis zu erklären. Das ist einer der besten Wege, um festzustellen, ob man etwas verstanden hat. Du wirst dabei die Entdeckung machen, dass du dadurch noch mehr lernst als deine Bekannten, denen du dein Wissen vermitteln willst.

Zu folgenden Gelegenheiten kannst du das das ABC der Gefühle in der nächsten Zeit erklären:

....

....

....

....

....

....

....

....

....

Übe dich darin, Situationen mit dem ABC der Gefühle zu analysieren. Erstelle dafür regelmäßig zu den Situationen, in denen du dich schlechter gefühlt hast, als du es wolltest, ein ABC. Nutze dafür das Arbeitsblatt weiter vorne.

> Du hast dir jetzt bewusst gemacht, dass es deine Bewertungen sind, die deine Gefühle und Reaktionen auf bestimmte Situationen bestimmen. Vielleicht hast du erkannt, dass deine Gedanken über eine Situation nicht unbedingt der Realität entsprechen müssen. Im nächsten Kapitel wirst du eine Methode kennenlernen, mit deren Hilfe du überprüfen kannst, was deine Gedanken in dir auslösen.

Die zwei Regeln für gesundes Denken

Die zwei Regeln für gesundes Denken

Normalerweise gehen wir Menschen davon aus, dass wir richtig denken. Und unsere Gefühle werden das in aller Regel auch bestätigen. Die meisten Menschen, die Angst haben, gehen deshalb davon aus, dass bestimmte Situationen, Menschen oder Ereignisse ihre Angst verursachen. Sie glauben, dass sie keine Kontrolle über ihr Gefühle haben. Das Problem dabei ist, dass wir uns selbst nicht objektiv betrachten. Und unsere Gefühle sind nur das Spiegelbild unserer Gedanken und geben keine Auskunft über die Realität. Und so kann es sein, dass wir in Gedankenschleifen festhängen, die uns nicht guttun. Es sind nicht die Dinge selbst, die uns beunruhigen, sondern unsere Sicht auf die Dinge. Du hast die Fähigkeit, dein Denken zu überprüfen und zu ändern. Änderst du dein Denken zum Positiven, dann ändern sich auch deine Gefühle. Helfen können dir dabei die zwei Regeln für gesundes Denken.

Wie das Gehirn funktioniert

Unser Gehirn ist ein großartiges, hochwirksames Instrument. Es ermöglicht uns, Erfahrungen zu speichern, sodass wir zukünftig dieselben Fehler nicht mehr machen. Durch seine Hilfe können wir uns an neue Situationen anpassen und spontan reagieren. Ferner erlaubt es uns, uns Visionen für die Zukunft zu machen und Neues zu entwickeln. Gleichzeitig ist unser Gehirn zuständig für unsere Motivation, die Gefühlsreaktionen, Belohnung und Bestrafung und unser sexuelles Verlangen.

Vergleichbar ist unser Gehirn mit einem Computer; unsere Gedanken repräsentieren dabei die Software. Wenn du einen Computer besitzt, dann kennst du wahrscheinlich auch die leidvolle Erfahrung, dass es Software-

Probleme geben kann. Wenn die Software fehlerhaft ist, dann stimmt das gesamte Ergebnis nicht. Und das Gleiche passiert, wenn wir fehlerhafte, unangemessene Gedanken haben. Sie führen zu Gefühlen, die in einer bestimmten Situation übertrieben oder unangemessen sind. So sehen Menschen mit einer Angststörung z. B. Gefahren, wo gar keine Gefahr besteht. Wer jähzornig ist, sieht sich schnell von anderen bedroht, obwohl diese nur etwas Banales erzählt haben. Bist du verzweifelt, dann redest du dir ein, dass es keinen Ausweg für dich gäbe und du die Situation nicht ertragen könntest. Wenn du eifersüchtig bist, dann malst du dir meist fälschlicherweise aus, deine Partnerin oder dein Partner betrüge dich oder liebe eine andere Person mehr als dich.

Unser Gehirn kann ähnlich wie der Computer nicht unterscheiden, ob unsere Software, sprich unsere Gedanken, der Situation angemessen und hilfreich sind oder nicht. Es verarbeitet unsere Gedanken und Bewertungen blind und liefert uns das Ergebnis in Form von Gefühlen und körperlichen Reaktionen. Deshalb ist es für uns sehr wichtig, möglichst hilfreiche und „gesunde“ Gedanken zu haben.

Der Unterschied zwischen gesundem Denken und positivem Denken

Gesundes Denken bedeutet nicht gleichzeitig auch positives Denken. Wir können und müssen nicht jede Situation positiv sehen. Es gibt Ereignisse, bei denen es durchaus angemessen ist, besorgt, traurig, beunruhigt oder enttäuscht zu sein – z. B. wenn unsere Partnerin bzw. unser Partner gestorben ist oder wir eine ernste Diagnose bekommen haben. Alles nur positiv zu bewerten, ist nicht hilfreich. Erstens wird uns dies kaum gelingen, und zweitens hilft uns eine positive Bewertung auch nicht dabei, Situationen zu verändern, die wir zu unseren Gunsten verändern könnten. Uns einzureden, dass wir heute die Traumfrau oder den Traummann finden oder den Traumjob bekommen, kann zu einer großen Enttäuschung führen.

Es ist aber auch nicht hilfreich, alles negativ zu sehen, denn dann sind Angst, Trauer und Wut unsere Begleiter. Uns einzureden, dass wir nie mehr eine Partnerin bzw. einen Partner oder eine Anstellung bekommen werden, würde uns wenig helfen. Eine hilfreiche Einstellung könnte z. B. sein:

„Ich tue alles, um jemanden fürs Leben oder eine Anstellung zu finden. Ich habe genügend anzubieten."

Der Inhalt unserer Gedanken, Bewertungen und Schlussfolgerungen ist von großer Bedeutung. Wie wir über ein Ereignis denken, bestimmt über unsere Gefühle, körperlichen Reaktionen und unser Verhalten.

Im Grunde genommen wissen wir das auch ganz genau. Du hast dir wahrscheinlich schon mehr als einmal den Kopf darüber zerbrochen, in welchen Worten du eine Kritik an anderen oder eine Absage formulieren könntest. Den Eindruck einer Wortspielerei bekommen wir auch dann, wenn wir uns neue Einstellungen aneignen. Haben wir unsere negativen Gedanken durch hilfreiche Gedanken ersetzt, dann glauben wir uns diese Worte noch nicht. Du hast noch keine Verbindung zu deinen Gefühlen. Dies hängt damit zusammen, dass wir erst umlernen müssen. Wir sind unsere alten Gedanken und Gefühlsreaktionen gewohnt und benötigen Zeit, bis wir uns die neuen Gedanken glauben, d.h. entsprechend der neuen Gedanken fühlen. **Nun denkst du vielleicht: „Ist es nicht besser, die Umstände zu ändern, wenn es einem schlecht geht?“**

Wenn es möglich ist, etwas an deiner Person oder deinen Lebensbedingungen zu ändern, damit es dir besser geht, dann kannst und solltest du das tun. Wenn es dich ärgert, dass so viele Menschen verhungern, gefoltert oder ungerecht behandelt werden, dann sollst du dich selbstverständlich für eine Änderung engagieren.

Es geht nicht darum, dass du dich mit allem abfindest. Es gibt jedoch eine Menge Situationen, in denen du entweder nichts, nur sehr wenig oder erst im Laufe der Zeit etwas ändern kannst.

Denk einmal darüber nach, was in deinem Leben du ändern könntest: Wenn du mehr Bewegung brauchst, dann kannst du öfter spazieren gehen oder dir einen Fitnesskurs buchen. Wenn du unzufrieden bist mit deiner Wohnsituation, dann musst du nicht gleich umziehen. Möglicherweise schenkt dir auch eine kleine Umräumaktion mehr Zufriedenheit. Es gibt so viele Dinge in deinem Leben, auf die du Einfluss hast. Notiere sie hier:

Wenn dir allerdings beim Autofahren die Vorfahrt genommen wird, kannst du das nicht ändern. Wenn deine Firma dich aufgrund einer schlechten Ertragslage entlässt, kannst du nichts dagegen tun. Wenn dein Chef dich kritisiert, kannst du seine Kritik nicht ungeschehen machen. Wenn sich deine Partnerin oder dein Partner von dir trennt, kannst du daran wahrscheinlich nichts ändern. Wenn du eine chronische Erkrankung bekommst, hast du wenige Einflussmöglichkeiten. Wenn ein guter Freund stirbt, hast du keine Möglichkeit, ihn zurückzuholen.

In all diesen und vielen anderen Situationen bleiben dir nur zwei Möglichkeiten: Du musst damit fertig werden – oder du wirst daran zerbrechen. Die Situation als solche kannst du nicht ungeschehen machen. In all diesen Fällen hast du die innerliche Entscheidung:

> *„Will ich mich darüber ärgern, mich deprimiert machen, in Angst versetzen, mit dem Schicksal hadern, oder will ich damit so umgehen (lernen), dass ich daran auf Dauer keinen seelischen Schaden nehme?"*

Und dann, wenn wir nichts an der Situation ändern können, ist es eine großartige Einrichtung, dass wir durch unser Denken unsere Gefühle verändern können und nicht für alle Zeiten trauern, uns ängstigen oder ärgern müssen.

Denkst du nun: „Ich rede mir doch nur etwas ein, wenn ich mir hilfreiche Gedanken vorsage"?

Wir reden uns quasi ununterbrochen etwas ein. Wann immer wir denken, suggerieren wir uns etwas. Manchmal bleibt uns in einer bestimmten Situation gar nichts anderes übrig, als einer Vermutung nachzugehen. Da unser

Gehirn nicht automatisch prüft, ob unsere Gedanken der Situation entsprechen, passiert es, dass wir uns Falsches einreden. Doch gleichgültig, ob es falsch oder richtig ist, irgendwann werden wir es, wenn wir es nur genügend lange denken, auch glauben. Wir haben dann das Gefühl, als ob es richtig sei. So reden sich viele Menschen z. B. ein, dass sie nichts wert wären; andere machen sich Angst vor Spinnen oder Brücken.

Wollen wir nun diese negativen schädlichen Gedanken korrigieren, werden wir eine Zeitlang mit dem Gefühl umherlaufen müssen, dass wir uns etwas einreden oder uns belügen. Doch es gibt eine Garantie:

Nach genügend langer Übung werden wir auf alle Fälle wiederum das Gefühl bekommen, dass unsere neuen hilfreichen Gedanken richtig sind.

Fehlerhaftes Denken von gesundem Denken unterscheiden

Meist ist unsere Art zu denken ganz tief in uns verankert, und wir stellen unsere Gedanken nicht in Frage. Sie sind einfach da. Dabei ist es gerade im Zusammenhang mit unseren Gefühlen sinnvoll, zu überprüfen, aus welchen Gedanken sie entstehen. Fehlerhaftes Denken und gesundes Denken lassen sich leicht erkennen.

Gesundes Denken erfüllt zwei Regeln:

1. **Gesundes Denken entspricht den Tatsachen.**

2. **Gesundes Denken hilft dir, dich so zu fühlen und zu verhalten, wie du es möchtest.**

Umgekehrt sehen die Kennzeichen fehlerhaften, unangemessenen Denkens und Verhaltens so aus:
Fehlerhaftes Denken beruht nicht auf Tatsachen, sondern auf einer persönlichen Meinung.
Fehlerhaftes Denken verursacht übertriebene Gefühle und hindert dich daran, dich so zu fühlen und zu verhalten, wie du es willst.

Die erste Regel für gesundes Denken

Schauen wir uns nun die erste Regel für gesundes Denken einmal etwas genauer an:

Gesundes Denken entspricht den Tatsachen.

Die Bedeutung, die du einer Sache beimisst, bestimmt, wie du dich fühlst. Es sind immer deine ganz persönlichen Ansichten über die Wirklichkeit, mit denen du dich in Schwierigkeiten bringst. Würdest du die Dinge immer so sehen, wie sie sind, dann hättest du keine Probleme.

Schau einmal aus dem Fenster. Was für ein Wetter herrscht gerade? Regnet es, scheint die Sonne, ist es bewölkt? Wenn es regnet, denkst du dann, dass heute schlechtes und mieses Wetter ist? Wenn die Sonne scheint, denkst du dann, dass wir schönes Wetter haben? Wenn du im Zusammenhang mit dem Wetter Worte wie „schön“ und „schlecht“ verwendest, dann drückst du damit deine ganz persönliche Meinung oder Ansicht über das Wetter aus. Gleichgültig, ob die Sonne scheint oder ob es regnet, das Wetter ist weder schön noch schlecht, noch ist es deprimierend, wie viele Menschen denken. Das Wetter ist einfach da.

Wenn du einer Katze zusiehst, wie sie erst einige Zeit mit der Maus spielt, um sie dann schließlich zu töten, und du sagst: „Die Katze treibt ein grausames Spiel“, dann ist das keine Tatsache. Du bewertest (empfindest) das Verhalten der Katze als grausam. Du drückst damit lediglich deine Meinung über eine Tatsache aus. Die Katze tut nur etwas, was alle Katzen tun. Sie folgt einem Instinkt. Das Verhalten der Katze ist weder gut noch schlecht.

Wenn du sagst: „Das ist ein langweiliger Sonntag“, dann drückst du damit schon deine Meinung über diesen Tag aus. Der Tag als solcher ist weder langweilig noch aufregend – aber du findest ihn langweilig oder aufregend. Wenn du von jemandem behauptest, er lege ein schlechtes Benehmen an den Tag, dann ist das ebenfalls deine Meinung. Du hast eine bestimmte Vorstellung, wie gutes oder schlechtes Benehmen aussehen, und beurteilst danach das Verhalten der anderen. Deine Vorstellung, was ein gutes und schlechtes Benehmen ist, ist jedoch deine ganz persönliche Ansicht – auch wenn du sie vielleicht von deinen Eltern übernommen hast. Es mag sein, dass viele Menschen deine Meinung teilen, aber das ändert nichts daran, dass ein Benehmen im Grunde genommen weder gut noch schlecht ist.

Immer dann, wenn du Gefühle empfindest, die dich lähmen und daran hindern, so zu leben, wie du möchtest, stimmen deine Ansichten nicht mit der Wirklichkeit überein. Du siehst dich und die Dinge wie durch eine Brille, die die Wirklichkeit verzerrt.

Welche Gedanken gehen dir durch den Kopf? Nimm dir einen Augenblick Zeit. Notiere sie hier:

Nun betrachte deine Gedanken. Welche davon sind objektiv, welche davon sind Wertungen? Welches Gefühl lösen deine Gedanken in dir aus? Übertrage deine Gedanken in diese Tabelle und ordne zu.

Gedanke	objektiv?	Wertung	Gefühl

Stelle dir in Zukunft immer dann, wenn du dich schlechter fühlst als du möchtest, die Fragen:

Entspricht mein Gedanke den Tatsachen?

Stimmt das wirklich, oder ist das nur meine Meinung?

Gibt es Beweise, dass es eine Tatsache ist?

Gib dir auf die Frage „Entspricht mein Gedanke den Tatsachen?" eine ehrliche Antwort. Kannst du die Frage mit einem „Nein" beantworten, zeigt dir das, dass du übertrieben hast. Du hast die Sache dramatisiert und schlimmer gemacht, als sie in Wirklichkeit ist. Und da deine Gedanken deine Gefühle bestimmen, hast du also auch negativere oder schlimmere Gefühle, als sie der Situation angemessen sind.

Der Unterschied zwischen Meinung und Tatsache

Bei der Übung oben hast du vielleicht gemerkt, dass es manchmal schwer sein kann, zwischen Meinung und Tatsache zu unterscheiden. Das macht nichts, denn das ist Übungssache. Die Unterscheidung zwischen Meinung und Tatsache ist jedoch enorm wichtig. Es gibt nicht eine einzige Meinung zu einer Sache, sondern viele Meinungen. Jede Person entscheidet, welcher sie zustimmt und welche sie ablehnt. Meinungen oder Bewertungen kannst du jederzeit ändern, Tatsachen nicht.

Die Frage „Was würde eine Kamera aufzeichnen?“ kann dir dabei helfen, die Tatsachen zu erkennen. Zugegeben, auch die Kamera ist nicht immer objektiv, lenkt den Blick auf bestimmte Tatsachen, blendet andere aus, aber sie macht zumindest immer eine Momentaufnahme. Schlussfolgerungen wie „Ich bin ein Versager“, „Ich bin hässlich“ oder „Niemand mag mich“ kann die Kamera nicht aufzeichnen.

Menschen, die noch wenig Übung im kritischen Hinterfragen ihrer Gedanken haben, beantworten eine Frage wie „Entspricht mein Gedanke den Tatsachen, dass ich immer alles falsch mache?“ häufig mit „Ja“. Damit wollen sie ausdrücken, dass sie der Überzeugung sind und es so empfinden. Bei der Frage: „Entspricht der Gedanke den Tatsachen?“ geht es jedoch gerade darum, zu überprüfen, ob deine eigene Überzeugung mit der Wirklichkeit übereinstimmt. Es geht nicht darum, dass du dich so fühlst. Deine Gefühle sagen nichts über die Wirklichkeit, sondern nur über deine Gedanken aus.

Als Faustregel kannst du dir merken: Enthält ein Gedanke Worte wie immer, nie, alles, zu, dann entspricht er in der Regel nicht den Tatsachen. Auch Adjektive wie z. B. dumm, hässlich, schön, minderwertig, herzlos oder egoistisch sind Bewertungen und keine Tatsachen. Um die Adjektive richtig einzuordnen, müssen wir immer zuerst klären, was wir oder die anderen darunter verstehen, und worauf sie sich beziehen.

Betrachte also einen Gedanken, der dir Angst macht. Entspricht dieser Gedanke den Tatsachen? Wenn ja, wo sind die Beweise? Notiere hier, was du mit Hilfe einer Kamera aufzeichnen könntest, und lies es dir anschließend durch. Dann überprüfe, ob du wirklich Tatsachen oder doch Bewertungen aufgeschrieben hast. Dazu kannst du dir oben genannte Worte und Adjektive rot markieren.

Falls du Wertungen markieren musstest, versuche deinen Gedanken nun wirklich objektiv zu beschreiben:

Lies dir deine objektiven Gedanken nun noch einmal durch. Was ändert sich für dich dabei?

Die zweite Regel für gesundes Denken

Kommen wir nun zur zweiten Regel für gesundes Denken. Sie lautet:

Gesundes Denken hilft dir, dich so zu fühlen und zu verhalten, wie du es willst.

Der häufigste Grund, warum Menschen in eine Therapie gehen oder ihr Leben verändern wollen, ist, dass sie sich nicht so fühlen, wie sie sich fühlen möchten. Negative Gefühle sind wie körperliche Schmerzen ein Warnzeichen. Während körperliche Schmerzen dir zeigen, dass in deinem Körper etwas nicht richtig funktioniert, sind negative Gefühle ein Hinweis darauf, dass du etwas negativ bewertest.

Wenn du dich für eine Versagerin oder einen Versager hältst oder dich als minderwertig ansiehst, dann ist es vollkommen normal, dass du deprimiert bist. Wärst du bei solch negativen Gedanken guter Dinge, dann wäre das ein sicherer Hinweis darauf, dass etwas mit deinem Gehirn nicht in Ordnung ist. Solange du dich bei solchen und anderen negativen Gedanken auch schlecht fühlst, bist du völlig gesund und normal.

Negative Gedanken verhindern aber auch, dass du dich so verhalten kannst, wie du es möchtest. Sie führen dazu, dass du vielleicht „Ja" sagst, obwohl du eigentlich „Nein" sagen möchtest, oder dass du deine Meinung nicht sagst oder deine Wünsche nicht äußerst, weil du befürchtest, deshalb abgelehnt oder ausgelacht zu werden.

Eine andere Auswirkung kann sein, dass du nicht das tust, wozu du Lust hast, weil du befürchtest, von anderen kritisiert zu werden, und dass du dich nicht durchsetzen kannst. Negative Gedanken erschweren es dir auch, Neues zu wagen oder friedlich mit deinen Mitmenschen zu leben. Wenn du dich besser fühlen willst und mehr von dem tun möchtest, was du für richtig und gut hältst, dann musst du dein Denken verändern.
Stelle dir dafür folgende Frage:

Hilft mir der Gedanke, mich so zu fühlen und zu verhalten, wie ich es möchte?

Ist die Antwort „Nein“, dann verbannst du diesen Gedanken aus deinem Kopf. Es genügt jedoch nicht, einfach den negativen übertriebenen Gedanken aus dem Kopf zu verbannen, du benötigst auch noch einen alternativen Gedanken. Nach einem positiven hilfreichen Gedanken suchst du mit der Frage:
Wie muss ich denken, um mich so zu fühlen und zu verhalten, wie ich es möchte?

Bevor du die Frage beantworten kannst, musst du dir klar darüber werden, welches Ziel du erreichen möchtest. Hierbei solltest du vor Augen haben, was du ganz persönlich erreichen möchtest, aber auch welche Konsequenzen dies möglicherweise in deinem Umfeld haben könnte. Ziele, die anderen schaden oder unerwünschte Konflikte mit ihnen auslösen, solltest du dir nicht auswählen.

Hast du eine passende Antwort auf diese Frage gefunden, ersetzt du den negativen Gedanken durch diesen eher positiven oder realistischen Gedanken – wann immer du daran denkst.

Wie möchtest du dich in deiner bestimmten Situation fühlen?

Schreibe hier deine Gedanken vor und während der Situation auf:

Hilft dir dein Gedanke, dich so zu fühlen und zu verhalten, wie du es möchtest?

Wie müsstest du stattdessen denken, um dich so zu fühlen und verhalten, wie du es möchtest?

....

....

....

....

....

....

....

....

Du hast jetzt die zwei Regeln für gesundes Denken kennengelernt, mit deren Hilfe du deine Gedanken auf Bewertungen überprüfen kannst. Wende diese Regeln regelmäßig an, wenn du bemerkst, dass negative Gedanken oder Bewertungen deine Stimmung beeinflussen. Erinnere dich daran, dass nicht alle deine Gedanken der Realität entsprechen müssen, und dass du die Macht hast, deine Perspektive zu verändern. Im nächsten Schritt wirst du nun lernen, deine Beobachtungen von deinen Bewertungen zu lösen. Deshalb sprechen wir darüber, welche Rolle Gewohnheiten in Bezug auf unsere Gefühle haben.

Gefühls-gewohnheiten

Gefühlsgewohnheiten

Die meisten von uns sind es gewohnt, auf ihre Gefühle zu hören. Wir leben nach dem Prinzip: „Unsere Gefühle haben Recht. Wenn es sich richtig anfühlt, dann tun wir es. Fühlt es sich nicht richtig an, lassen wir es bleiben."

Oft aber führen uns die Gefühle in die Irre – vor allem wenn wir uns schädliche Gewohnheiten zugelegt haben. Suchtverhalten oder ungesunde Ernährungsgewohnheiten sind Beispiele dafür. Haben wir uns angewöhnt, drei Löffel Zucker in unseren Kaffee zu geben, dann haben wir das Gefühl, unbedingt diese drei Löffel Zucker im Kaffee zu benötigen – denn sonst schmeckt er uns nicht.

Zu den Verhaltensgewohnheiten gehört beispielsweise,

- ob man raucht, sich überisst, Nägel kaut,
- ob man ordentlich ist,
- ob man beim Reden verlegen an den Haaren spielt, beim Sitzen die Beine übereinander schlägt,
- wie stark man das Essen salzt, ob man Zucker in den Kaffee tut, wie häufig man kaut, bevor man schluckt.

Es gibt aber nicht nur Verhaltensgewohnheiten, wir haben auch Denk- und Gefühlsgewohnheiten entwickelt. Ein Mensch mit einem geringen Selbstwertgefühl denkt z. B., dass er nicht in Ordnung, sondern minderwertig sei. Wenn er aber denkt, dass er minderwertig sei, wird er sich auch minderwertig fühlen. Er wird sich danach sehnen, von anderen anerkannt zu werden. Gleichzeitig wird er aber Lob und Anerkennung nicht annehmen können, denn er glaubt diese seinem Umfeld nicht. Sein inneres Gefühl sagt ihm, dass das Lob nicht ernst gemeint ist oder dafür von ihm eine Gegenleistung verlangt wird.

Zu den Denkgewohnheiten gehört beispielsweise,
- was man als gut und schlecht bewertet,
- ob man Ablehnung als schlimm empfindet,
- ob man etwas als unordentlich ansieht,
- ob man Pünktlichkeit für wichtig hält,
- wie man sich selbst sieht.

Zu den Gefühlsgewohnheiten gehört,
- ob man schnell ärgerlich wird,
- ob und wann man sich gekränkt fühlt,
- wann man Angst empfindet,
- ob man sich minderwertig fühlt, wenn man einen Fehler macht.

Die gute Nachricht allerdings ist: Da wir uns Gewohnheiten aneignen und sie nicht angeboren sind, können sie auch wieder abgelegt und durch andere ersetzt werden.

Gewohnheiten umlernen

Vielleicht warst du schon einmal mit deinem Wagen in England. Wenn ja, dann hast du dort wahrscheinlich eine verwirrende Erfahrung gemacht. Du wusstest ganz genau, dass es richtig ist, in England links zu fahren. Andererseits hattest du aber die erste Zeit so ein „komisches, ungutes" Gefühl, auf der falschen Straßenseite zu fahren. Du warst es so lange gewohnt, rechts zu fahren, dass es dir nun unnatürlich vorkam, gerade das Gegenteil davon zu tun. Die erste Zeit hattest du vermutlich ständig den Drang, rechts zu fahren, obwohl dir dein Verstand sagte, dass es falsch wäre.

Wie hast du dich in dieser Situation verhalten? Du hast auf deinen Verstand gehört, der dir sagte, dass man in England links fährt, und du hast dein ungutes Gefühl ignoriert. Je länger du in England Auto fuhrst, desto sicherer wurdest du. Mit der Zeit war es für dich ganz normal, links zu fahren. Du hattest umgelernt. Wir Menschen erleichtern uns unser Leben durch Gewohnheiten. Wir haben ganz bestimmte Verhaltensweisen, wie wir beispielsweise essen, gehen, sprechen, einschlafen, schreiben, Zähne putzen usw. Wir haben aber auch bestimmte Gewohnheiten zu denken, zu fühlen und mit unseren Gefühlen umzugehen. Manche von uns geraten bei Wut aus der Fassung und schreien andere an, anderen wiederum verschlägt es die Sprache. Manche glauben, überhaupt keine Wut spüren zu können, sondern reagieren eher mit Trauer und Verzweiflung. Manche sehen immer nur das Negative oder die Fehler, während andere die Chancen und Erfolge sehen. Du kennst sicher das Beispiel, dass man ein zur Hälfte gefülltes Glas sowohl als halbleer als auch als halbvoll beschreiben kann.

All diese Gewohnheiten sind entstanden, indem wir immer wieder in ein und derselben Weise gedacht und gehandelt haben. Am besten hast du wahrscheinlich noch vor Augen, wie deine Gewohnheiten, auf einer Tastatur zu schreiben, Auto zu fahren oder mit dem Euro zu rechnen, entstanden sind. Bei Gefühlsgewohnheiten dagegen können wir meist nicht genau nachvollziehen, wie sie entstanden sind. Sind diese Gewohnheiten aber erst einmal installiert, erfordern sie keine Mühe und Aufmerksamkeit mehr von uns. Wir brauchen uns dann nur noch auf unseren Körper zu verlassen. Dieser meldet uns, wenn unser Verhalten von den Gewohnheiten abweicht. Er meldet, wenn zu wenig Salz in der Suppe ist, wir auf der falschen Seite einschlafen, im Linksverkehr fahren usw. Wir fühlen uns dann unwohl und so, als ob etwas nicht stimme.

Vergleichbar sind Gewohnheiten mit einer Schlucht, in die sich Jahrhunderte lang das Wasser tief eingegraben hat. Wollen wir ein neues Verhalten erlernen, müssen wir quasi eine neue Schlucht graben. Dabei wird das Wasser dazu neigen, immer wieder in die alte Schlucht zu fließen, solange die neue Schlucht noch nicht

mindestens genauso tief wie die alte ist. Wir müssen deshalb geduldig das Wasser ganz bewusst und mit Anstrengung in das neue Flussbett lenken. Vergleichbar damit müssen wir ganz bewusst neue Gewohnheiten, zu denken und uns zu verhalten, einüben, bis sie automatisch ablaufen.

Das Beispiel vom Autofahren in England zeigt uns sehr gut, mit welchen Schwierigkeiten wir beim Umlernen alter Gewohnheiten rechnen müssen. Aber es ist möglich. Unser Gehirn besteht aus 100 Milliarden Nervenzellen, die miteinander verschaltet sind. Man spricht auch vom neuronalen Netzwerk. Mit Hilfe der Nervenfortsätze werden Informationen weitergeleitet, bewertet und verarbeitet. Wenn wir neu lernen, entstehen neue Verbindungsbahnen. Diese Bahnen werden mit zunehmender Übung stärker – vergleichbar einem Trampelpfad, der mit zunehmender Benutzung schließlich zum breiten Weg wird. Beim erfolgreichen Umlernen bahnen wir einen neuen Weg und die alte Bahn wird quasi von Unkraut überwuchert und zerfällt. Durch Lernen gestalten wir unser Gehirn zum Teil neu.

Jede Gewohnheit besteht aus drei Schritten: Auslöser, Handlung und Belohnung. Dein morgendlicher Auslöser ist wahrscheinlich das Klingeln des Weckers. Erst daraufhin stehst du auf und gehst in die Küche zur Kaffeemaschine. Du machst das, weil du eine Belohnung erwartest: leckeren Kaffee. Dieses Muster gilt für all deine Gewohnheiten, die guten wie die schlechten, Gefühls- wie Verhaltensgewohnheiten – und du kannst es dir zunutze machen. Wenn du bestimmte Gewohnheiten ändern möchtest, dann mach dir zunächst bewusst, welcher Reiz die Handlung auslöst.

Führe für eine Woche ein Tagebuch über deine Gedanken, Gefühle und Reaktionen in angstauslösenden Situationen. Notiere dir, welche spezifischen Ereignisse oder Reize deine Ängste auslösen, und welche Gefühlsgewohnheiten du daraufhin bemerkst – vielleicht führst du regelmäßig negative Selbstgespräche, verbietest dir, dich zu ärgern oder machst dir sofort Sorgen, wenn etwas außerhalb der Norm geschieht? Schreibe auf, wie du auf diese Gefühlsgewohnheiten reagierst, und welche Auswirkungen sie auf dein Verhalten und deine Stimmung haben.

Montag

....

....

....

Dienstag

....

....

....

Mittwoch

....

....

....

Donnerstag

....

....

....

Freitag

....

....

....

Samstag

....

....

....

Sonntag

....

....

....

....

Am Ende der Woche nimm dir Zeit, um deine Aufzeichnungen zu reflektieren und zu überlegen, welche Reize du hier ausmachen kannst. Überlege dann, welche Veränderungen du vornehmen könntest, um gesunde Gefühlsgewohnheiten zu entwickeln. Formuliere konkrete Schritte, die du in Zukunft unternehmen möchtest, um deine Ängste besser zu bewältigen und gesündere Denkmuster zu etablieren. Welche Gewohnheit möchtest du mit deinem auslösenden Reiz verknüpfen? Vielleicht möchtest du erst einmal tief durchatmen, wenn du etwas Unvorhergesehenes geschieht? Oder du willst an all deine Erfolge denken, wenn du Angst vor der Zukunft hast. Notiere hier:

auslösender Reiz	bisherige Gewohnheit	neue Gewohnheit

Du hast jetzt erste Gedankenmuster identifiziert und weißt, welche Verhaltensweisen deine Ängste verstärken können. Jetzt gilt es, diese Muster durch bewusste Selbstreflexion und gezielte Übungen zu durchbrechen. Das könnte bedeuten, dass du bewusst positive Selbstgespräche führst, wenn negative Gedanken auftauchen, oder bewusst eine beruhigende Atemtechnik anwendet, wenn du dich gestresst fühlst. Außerdem kannst du deine Reize ganz bewusst mit neuen Routinen verknüpfen – durch mentales Training.

5

Mentales Training gegen Angst

Mentales Training gegen Angst

In den vorherigen Kapiteln hast du gelernt, dass deine Gedanken verantwortlich für deine Angst sind: Wie alle Gefühle ist sie eine Reaktion auf deine Bewertung von Dingen, Menschen oder Ereignissen. Außerdem hast du gelernt, irrationale oder katastrophisierende Gedanken zu identifizieren und sie durch realistischere zu ersetzen. So kannst du aktiv die Intensität deiner Angst verringern. Eine andere Möglichkeit ist, dich gedanklich schrittweise an eine angstauslösende Situation zu gewöhnen und dir vorzustellen, wie du sie bewältigen kannst. Durch mentales Training kannst du dich darauf vorbereiten, auch in der Realität mit deiner Angst umzugehen.

Was ist mentales Training?

Mentales Training ist eine geistige Form des Trainings. Man spricht auch von Imagination, Visualisierung, Selbsthypnose oder Vorstellungsübungen. Im Geiste malen wir uns aus, wie wir in einer bestimmten Situation denken, fühlen und handeln wollen. Sportlerinnen und Sportler setzen das mentale Training ein, um ihre Leistungen zu verbessern und sich auf den Wettkampf vorzubereiten. Krebspatientinnen und -patienten arbeiten mit der Vorstellungskraft, um ihre Abwehrkraft zu stärken. Kriseneinsatzkräfte oder Feuerwehrleute üben ihren Einsatz in der Vorstellung, um schneller und besser einsatzbereit zu sein. Auch Musikerinnen und Musiker, Ärztinnen und Ärzte üben komplizierte Bewegungsabläufe in Gedanken. Daneben wird das mentale Training in der Psychotherapie eingesetzt – beispielsweise bei der Behandlung von Ängsten, traumatischen Erlebnissen, Depressionen oder Süchten.

Vorstellungsübungen sind im Grunde genommen nichts Neues für uns. Wir praktizieren diese Form der Übung schon, seit wir denken können. Immer dann, wenn wir uns ein unerfreuliches und unangenehmes Ereignis ins Gedächtnis rufen und uns dabei traurig, ängstlich oder ärgerlich machen, üben wir im Geiste und halten dadurch die Erinnerung und die damit verbundenen Gefühle wach.

In der Psychotherapie wird das mentale Training z. B. bei der Behandlung von Prüfungsängsten, Agoraphobien, sozialen Phobien und Panikstörungen eingesetzt. In ihrer Phantasie malen sich Betroffene zunächst aus, wie sie in Angst auslösende Situationen gehen und diese bewältigen können. Dies stärkt ihr Vertrauen, sie auch in der Realität zu bewältigen, und reduziert die Angst vor der Angst. Das mentale Training unterstützt auch dabei, sich an schwierige Situationen zu gewöhnen. Generell hilft uns das mentale Training, uns mit Angst auslösenden Situationen und den damit verbundenen Gefühlen zu konfrontieren, diese auszuhalten und neue Bewältigungsmöglichkeiten einzuüben.

Die unterschiedlichen Formen des mentalen Trainings

Es gibt unterschiedliche Arten von Vorstellungsübungen. **Bei der ersten Form beobachtest du:** Du siehst von außen, wie du dich in einer bestimmten Situation verhältst. Du bist quasi Zuschauerin bzw. Zuschauer im Kino und siehst dich selbst in einem Film. Man spricht hier von Dissoziation, weil Erleben und Fühlen bewusst getrennt werden. **Bei der zweiten Form nimmst du teil:** Du gehst direkt in die Situation, handelst und spürst deine mit der Situation verknüpften Gefühle. Man spricht dann vom Zustand der Assoziation.

Leicht nachvollziehen lässt sich der Unterschied am Beispiel einer Achterbahn. Es macht für dich ganz sicher einen Unterschied, ob du beobachtest oder teilnimmst. Stell dir als erstes vor, dass du vor der Achterbahn stehst, hinaufschaust und dich dort oben in einem Wagen fahren siehst. Das wäre die Vorstellung in Beobachterposition. Und nun stell dir vor, du sitzt im Wagen und der Wagen ist gerade auf dem Weg nach unten, du schaust in die Tiefe, siehst Menschen und Autos in weiter Ferne in Miniaturausgabe. Du spürst, wie du an die Schutzbügel des Wagens gepresst wirst. Wie würdest du dich im Unterschied zur ersten Vorstellung fühlen? Wahrscheinlich eher ängstlich, oder, wenn du Achterbahnfahrten gerne hast, begeistert. Dies wäre die Vorstellung in der teilnehmenden Position.

Die Unterscheidung zwischen den beiden Formen ist wichtig, weil die beiden Vorstellungen unterschiedlich starke Gefühle hervorrufen. Die Vorstellung als beobachtende Person wählt man dann, wenn man sehr intensive negative Gefühle verspürt, etwa nach einer Vergewaltigung oder einem Überfall. Dann ist die Beobachterposition eine Art Schutz, um schmerzliche Gefühle nicht so stark wachzurufen.

Wir können die Vorstellungsübungen außerdem nach ihrem Inhalt unterscheiden. Da gibt es zum einen die **positive Vorstellungsübung**. Hier malen wir uns aus, wie die Situation genau nach unseren Wünschen verläuft. Wir denken, fühlen und handeln so, wie wir es gerne tun würden.

In der **Bewältigungsvorstellungsübung** wiederum malen wir uns zunächst aus, wie wir uns in einer bestimmten Situation immer fühlen. Das heißt, wir spüren Angst, Ärger, Eifersucht usw. Dann stellen wir uns vor, wie wir neue Bewältigungsstrategien einsetzen. Wir setzen positive Selbstinstruktionen ein, machen eine Entspannungsübung o.ä. und malen uns weiter aus, dass es uns besser geht und wir nach unseren Vorstellungen handeln. Die Bewältigungsvorstellung ist eine Art Noteinsatzplan.

Welche Vorteile hat das mentale Training?

Ein Vorteil des mentalen Trainings besteht darin, dass wir auch dann üben können, wenn sich hierfür im Alltag zu wenig Gelegenheit bietet, z. B. als Vorbereitung auf eine Prüfungssituation oder wenn das „echte" Training zu kostspielig wäre. Es wäre recht umständlich, kostspielig und aufwändig, wenn wir z. B. lernen wollten, unsere Flugangst zu überwinden, und hierfür häufig fliegen müssten.

Wir können das mentale Training überall und jederzeit praktizieren. Jeden Gedanken, jedes Gefühl und jede Verhaltensweise können wir im Geist bewusst trainieren und uns schneller zur Gewohnheit machen. Wir können uns auch auf unterschiedliche Schwierigkeiten, die in der Situation auftreten könnten, vorbereiten.

Durch das mentale Training können wir neue Gewohnheiten in Denken, Fühlen und Handeln schneller aufbauen. Indem wir uns immer wieder ausmalen, wie wir in einer bestimmten Weise handeln, stärken wir unseren Glauben, dass wir tatsächlich so handeln können.

Welche Nachteile hat das mentale Training?

Unser Gehirn merkt den Unterschied nicht, ob wir uns etwas nur vorstellen oder ob wir es tatsächlich erleben. Schon alleine unsere Vorstellungen führen zu Veränderungen in unserem Körper. Erfahrung ist Erfahrung. Und das kann weitreichende Folgen haben. Immer dann, wenn wir uns etwas „Schlimmes" ausmalen oder uns Sorgen machen, erleben wir dann auch genau dieselben Gefühle, als wenn wir das „Schlimme" tatsächlich erleben würden.

Durch das mentale Training können wir uns praktisch Tag und Nacht darin trainieren, Angst, Ärger, Kränkung, Hass, Eifersucht usw. zu empfinden. Wir können uns Katastrophen ausmalen, die gar nicht stattfinden. So stellen sich z. B. eifersüchtige Menschen immer wieder vor, wie ihre Partnerin oder ihr Partner fremdgeht. Menschen mit einer sozialen Phobie stellen sich vor, wie andere über sie lachen werden. Wer unter einer Panikstörung leidet, ist Spezialist darin, sich auszumalen, dass die nächste Panikattacke bestimmt kommt und er ihr hilflos ausgeliefert ist. Und das Tragische dabei ist: Wenn wir uns etwas ausmalen, was gar nicht eintreten wird, werden wir uns so fühlen, als ob es bereits eingetreten ist. Wir haben umso mehr Angst vor dem erneuten Eintreten und versuchen mit allen Mitteln, es zu vermeiden.

Ein weiterer Nachteil des mentalen Trainings ist, dass dein Gehirn keine Verneinungen entschlüsseln kann. Wenn man dich z. B. auffordern würde, nicht an einen blauen Eisbären zu denken, was würde dann zuallererst in deiner Vorstellung erscheinen? Natürlich ein blauer Eisbär. Erst dann würdest du dich daran erinnern, dass du dir keinen blauen Eisbären vorstellen solltest. Dann müsstest du aber erst mühsam überlegen, was du dir stattdessen vorstellen willst. Einen roten Eisbären, einen Blauwal ...? Das kostet Zeit und Energie. Deshalb ist es wichtig, dass wir, wenn wir für uns ein Ziel formulieren, unsere Gedanken positiv formulieren und uns immer konkrete positive Bilder machen. Sag dir also immer ganz konkret genau das, was du denken, dir vorstellen, tun und sagen möchtest. Nutze keine Verneinungen wie „Ich möchte nicht ... tun", „Ich möchte keine Angst oder Wut haben", „Ich möchte nicht zittern." Sag und stell dir stattdessen vor: „Ich möchte ganz ruhig bleiben und meine Rede halten", „Ich möchte selbstsicher sein und mit fester Stimme Nein sagen." usw.

Von Nachteil ist es auch für uns, wenn wir uns erst in der Fantasie ausmalen, dass eine schlimme Katastrophe kommen wird, uns dadurch in Panik versetzen, und dann die Fantasie abbrechen. Das bedeutet, wir nehmen uns die Hoffnung und den Glauben, dass wir die Situation bewältigen können.

Mentales Training kann immer eingesetzt werden, wenn wir neue Verhaltensweisen einüben wollen. Es wirkt, wenn wir unsere Motivation erhöhen oder uns bei der Stange halten wollen. Es hilft uns, uns auf schwierige Situationen vorzubereiten. Und es kann unsere Stimmung positiv beeinflussen – dann nämlich, wenn wir uns an schöne Erfahrungen erinnern oder uns ausmalen.

Die Durchführung von Vorstellungsübungen besteht immer aus zwei Schritten. Das gilt sowohl für die positive als auch für die Bewältigungsvorstellung. Zunächst solltest du dich mit einer Entspannungsübung in einen ruhigen und gelassenen Zustand bringen. Der Entspannungszustand hat sich bei vielen Menschen bewährt. Du weißt sicherlich, dass es im Zustand der Erregung oft schwierig oder gar unmöglich ist, einen klaren Gedanken zu fassen. Einprägen und Lernen funktionieren besser in der Entspannung. Folgende Form der Entspannung ist sehr einfach und leicht erlernbar. Sie kann dir helfen, in herausfordernden Lebenslagen einen kühlen Kopf zu bewahren. Mit ihrer Hilfe kannst du in wenigen Minuten Anspannung und Nervosität beseitigen.

Die Spontan-Entspannungstechnik
Atme etwas tiefer ein, als du das gewöhnlich tust. Dann atme in einer Bewegung wieder aus, ohne den Atem nach dem Einatmen anzuhalten. Wenn du ausgeatmet hast, halte deinen Atem für ca. 6 bis 10 Sekunden an. Finde selbst heraus, welche Zeit für dich am angenehmsten ist. Zähle in Gedanken von 1001 bis 1006 oder 1010. Nachdem du den Atem angehalten hast, atme wieder ein, atme in einer Bewegung wieder aus, ohne den Atem anzuhalten, und halte ihn dann für weitere 6 bis 10 Sekunden an. Wiederhole diese Atemübung für 2 bis 3 Minuten bzw. so lange, bis du deutlich entspannter und ruhiger bist.

Vorbereitung auf die positive Vorstellungsübung

Ziel dieser Übung ist es, dir auszumalen, dass du genau so denkst, dich fühlst und verhältst, wie du es dir wünschst. Wähle dir als erstes eine bestimmte Situation aus, in der du dich anders als bisher fühlen und verhalten möchtest. Hast du eine Situation gefunden, dann schreibe als nächstes quasi wie ein Regisseur ein Drehbuch für diese Situation.

Du willst in eine neue Rolle schlüpfen, in der du z. B. gelassen und selbstbewusst handelst. Bisher hast du eher die Rolle einer Schwarzseherin bzw. eines Schwarzsehers oder Angsthasen eingenommen. Für die neue Rolle benötigst du den richtigen Text. Du brauchst neue, Mut machende und hilfreiche Gedanken, um dich besser zu fühlen und nach deinen Vorstellungen zu handeln.

Du könntest dich auch darauf konzentrieren, was du in der Situation erreichen möchtest, anstatt dich zu beobachten – z. B. Nein zu sagen oder mit dem Lift ins obere Stockwerk zu fahren. Vielleicht möchtest du auch ganz bewusst eine selbstsichere Körperhaltung einnehmen und spüren, wie du fest mit den Füßen auf dem Boden stehst. Du kannst auch imaginieren, wie du dich darauf konzentrierst, was du im Augenblick gerade tust. Wichtig ist eine ganz konkrete Vorstellung davon, wie du deine Ziele erreichst.

Schreibe dein Drehbuch hier genau auf. Male dir aus, wie du genau so denkst, dich fühlst und verhältst, wie du es gerne tun würdest. Nimm dir Zeit, es auszuarbeiten und schreibe jedes noch so kleine Detail auf:

Die positive Vorstellungsübung in der Praxis

Führe zunächst die Entspannungsübung durch. Erst anschließend gehst du in die Vorstellungsübung. Sieh dich als teilnehmende Person in der Situation, in der du dich gerne anders verhalten möchtest. Du bist nun die Schauspielerin bzw. der Schauspieler und verhältst dich gemäß des Drehbuches. Wenn du dein Drehbuch noch genau im Kopf hast, schließe einfach die Augen und geh die Situation Schritt für Schritt durch. Alternativ kannst du dir dein Drehbuch mit der Aufnahmefunktion deines Handys aufsprechen und das Ganze dann mit geschlossenen Augen hören. Nun sieh dich in der neuen Rolle und sei am Ende der Übung stolz auf dich, dich so angemessen verhalten zu haben.

Vorbereitung auf die Bewältigungsvorstellung

Bei der Bewältigungsvorstellung bereitest du dich geistig auf mögliche Probleme vor. Wähle dir als erstes eine bestimmte Situation aus, in der du dich anders als bisher fühlen und verhalten möchtest. Hast du eine Situation ausgewählt, entwirfst du einen Einsatzplan, bei dem du dir wie bei einer Brandschutzübung vorstellst, was du im Notfall konkret tun möchtest. Wenn du z. B. Angst vor einer Panikattacke hast, dann benötigst du, wenn deine körperlichen Symptome auftauchen, beruhigende Gedanken, die die Panik nicht noch verstärken. Du brauchst Gedanken wie z. B., „Die Panik geht vorüber. Ich bin nicht in Lebensgefahr.“

Situation:

....

....

....

Bisherige Reaktion:

Neue Reaktion:

Die Bewältigungsvorstellung in der Praxis

Nimm Kontakt zu einer Therapeutin oder einem Therapeuten auf, wenn du während der Vorstellungsübung starke negative Gefühle erlebst und die Übung immer wieder mittendrin abbrichst. Im Rahmen einer Therapie kannst du geeignete Bewältigungsstrategien erarbeiten.

Willst du die Bewältigungsvorstellung durchführen, dann gehe am besten in zwei Schritten vor. Da du dir in der Vorstellung mögliche aufkommende Schwierigkeiten und negative Reaktionen ausmalst, ist es sinnvoll, behutsam zu sein. Es besteht sonst die Gefahr, dass du deine alten Gefühls- und Verhaltensmuster abrufst, ohne deine neuen Strategien berücksichtigen zu können.

1. Schritt:
Stell dir zunächst vor, wie du dich als beobachtende Person in der Situation siehst. Du bist in Sicherheit, sitzt bequem und siehst dir einen Film an: Du siehst dich im Film in der Situation, die du dir ausgewählt hast, wie du zunächst deine negativen Gedanken und körperlichen Symptome verspürst.

Dann siehst du, wie du alle Strategien einsetzt, die du dir zuvor zurechtgelegt hast, um besser mit der Situation zurechtzukommen. Du spürst, wie die Angst oder andere negative Gefühle und körperliche Symptome nachlassen. Du siehst, wie du in der Situation bleibst und dein Ziel erreichen kannst. Wiederhole diese Vorstellung so lange, bis die Angst und die körperlichen Symptome deutlich nachgelassen haben.

Wenn Angst aufkommt oder dein Körper mit Symptomen reagiert, richte deine Aufmerksamkeit auf die Realität: Was siehst du in deinem Zimmer? Worauf sitzt du? Welche Kleidung trägst du? Welche Außengeräusche hörst du? Wird deine Angst während der Vorstellungsübung zu stark, sage innerlich „Stopp" und halte den Film an, bis du ein wenig entspannter bist. Dann lass den Film erneut laufen. Höre auf keinen Fall an dieser Stelle auf!

2. Schritt:
Nun siehst du dich als teilnehmende Person. Versuche, dich so gut wie möglich in die Situation zu versetzen, in der du dich anders fühlen und verhalten möchtest. Stelle dir vor, dass du JETZT in dieser Situation bist. Versuche dir ein Bild mit all den Personen und Gegenständen zu machen, die in der Realität in einer solchen Situation auch vorhanden sind. Versuche, dir möglichst alle Sinneswahrnehmungen in Erinnerung zu rufen. Was siehst du in der Situation? Was riechst du? Was spürst du? Was hörst du? Was schmeckst du?

Das könnte etwa so aussehen:

„Ich sehe viele Menschen um mich herum. Ich fühle jetzt mein Herz rasen. Ich denke, ich muss erbrechen. Was werden wohl die anderen von mir denken?"

Lass deine Gefühle und körperlichen Reaktionen zu. Damit das mentale Training erfolgreich ist, musst du deine Gefühle lebendig spüren. Nun sage dir in Gedanken die hilfreichen Gedanken, die du dir vorab erarbeitet hast. Male dir aus, wie du dich dabei fühlen möchtest. Stelle dir vor, wie deine Körperhaltung und Blickrichtung sind, wie deine Mimik und Gestik aussehen und wie du atmest. Sieh, wie du deine Bewältigungsstrategien einsetzt und ruhiger wirst. Sieh dich das tun, was du gerne in der Situation tun möchtest.

Deine Bewältigungsvorstellung besteht also aus drei Teilen:

1. Dabei stellst du dir die Situation ganz lebendig vor und spürst deine negativen Gefühle und körperlichen Reaktionen.

....

....

....

....

2. Debei nimmst du deine hilfreichen Gedanken wahr und die Bewältigungsstrategie setzt ein. Du wirst ruhiger, indem du folgendes denkst und tust:

....

....

....

....

....

3. Dabei siehst du dich das tun und sagen, was du in dieser Situation gerne tun und sagen willst. Du wirst folgendes sagen:

....

....

....

....

....

Spiele diese Situation in deiner Vorstellung so lange immer wieder durch, bis du quasi im Schlaf die neuen Bewältigungsstrategien in dieser Situation einsetzen kannst und die Situation keine oder nur noch geringe Angst bzw. wenige andere negative Gefühle in dir auslöst. Je häufiger du übst, desto schneller wirst du Erfolg haben.

Du kannst die Vorstellungsübung auch auf deinem Handy aufnehmen und den Text dann einfach abspielen. Bei der Bewältigungsvorstellung ist es ganz normal und auch wichtig, dass du deine Angst, deinen Ärger oder andere negative Gefühle und körperliche Begleiterscheinungen spürst. Empfindest du sehr starke Angst oder andere negative Gefühle, dann unterbrich mit einem innerlichen „Stopp“ und mache die Entspannungsübung, bis du ruhiger bist.

Danach startest du erneut. Sollten nach dem dritten Mal immer noch dieselben starken Ängste auftauchen, so kehrst du wieder zu dem Film in Beobachterposition zurück. Beobachte dich selbst, wie du im Film die Situation bewältigst. Wiederhole dann diesen Film, bis du dich sicherer fühlst.

Du kennst jetzt zwei Techniken des mentalen Trainings: die positive Vorstellungsübung und die Bewältigungsvorstellung. Mit ihnen kannst du dich mit Angst auslösenden Situationen und den damit verbundenen Gefühlen konfrontieren und so üben, diese auszuhalten und anders zu reagieren. Wenn du dich bereit fühlst, dann kannst du einen Schritt weitergehen und dich deinen Ängsten in der Realität aussetzen. Nutze dazu die Konfrontationstherapie, die wir dir im nächsten Kapitel vorstellen.

6

Die Konfrontations-therapie

Die Konfrontationstherapie

Was ist eine Konfrontationstherapie?

Die Konfrontationstherapie wird auch Reizkonfrontations- oder Expositionstherapie genannt. Sie gehört zu den etablierten Methoden der Verhaltenstherapie und kommt in der Behandlung von Angststörungen zum Einsatz. Ziel der Konfrontationstherapie ist es, dass wir uns gezielt mit Angst auslösenden Situationen, unseren eigenen Reaktionen auf die Angst und den körperlichen Veränderungen konfrontieren. Wir geben die Vermeidung auf und begeben uns ganz bewusst in die angstauslösende Situationen.

Die Konfrontationstherapie ist eine sehr effektive Therapieform für die Angstbehandlung. Ca. 75% der Agoraphobie-Klientinnen und -Klienten können durch deren Einsatz geheilt werden, und 80% der Klientinnen und Klienten mit sozialer Phobie gelangen zu einer Verbesserung. Und auch bei ca. 80–95% der Klientinnen und Klienten mit spezifischen Phobien wie Klaustrophobie, Flugphobie, Tierphobien, usw. verbessert sich die Symptomatik deutlich. Es gibt verschiedene Formen der Konfrontationstherapie: Bei der **gestuften Konfrontationstherapie** konfrontieren wir uns in kleinen Schritten mit den Situationen, vor denen wir Angst haben. Wir beginnen mit der leichtesten Situation und steigern uns langsam, bis wir schließlich auch die schwierigste Situation bewältigen können.

Vorteil: Wir können uns langsam daran gewöhnen, die angstauslösenden Situationen zu bewältigen. Unser Vertrauen wird schrittweise aufgebaut. Von Nachteil ist, dass es sehr lange dauern kann, bis wir uns wieder alle Bereiche eines angstfreien Lebens zurückerobert haben.

Bei der gestuften Reizkonfrontation dauert es meist zwischen sechs Wochen und einem halben Jahr, bis sich ein ausreichender Therapieerfolg einstellt. Die gestufte Konfrontationstherapie wird bei der Behandlung von Phobien, die nicht mit Panikattacken verknüpft sind, bei Zwangsstörungen und posttraumatischen Belastungsstörungen eingesetzt. Wir können sie auch selbst anwenden, wenn wir ohne therapeutische Unterstützung unsere Angst überwinden wollen. Geeignet ist die gestufte Konfrontationstherapie auch für Menschen, die sehr erschöpft und stressempfindlich sind und zu Überforderung neigen.

Bei der **massierten Konfrontation** springen wir sofort ins kalte Wasser und gehen gleich in die für uns schwierigste Situation. Vorteil: Wir erleben sehr schnell, dass wir selbst mit der schwierigsten Situation und unseren Gefühlen umgehen können.

Nachteil: Es kostet uns Mut und Überwindung, denn wir wollen im Grunde ja die Angst auslösenden Situationen vermeiden. Diese Form der Konfrontation wird auch Reizüberflutung oder Flooding genannt. Bei der massierten Reizkonfrontation wird ganz intensiv geübt – meist mindestens 4–6 Stunden täglich für mindestens 1–3 Tage. Die massierte Konfrontation wird besonders bei Panikattacken, Agoraphobien, Tierphobien und sozialen Phobien eingesetzt, wenn sie mit Vermeidung verknüpft sind.

Die Konfrontation ist harte Arbeit für dich, aber sie lohnt sich. Dein Ziel ist es, dass du langfristig wieder vertrauen lernst, Ruhe in dir verspürst und deine Energie für sinnvollere Aktivitäten, als dich zu sorgen, einsetzt.

Bei der Konfrontation „in sensu“ konfrontieren wir uns in der Vorstellung mit den Situationen, die uns Angst machen – sie ähnelt der Bewältigungsvorstellung im letzten Kapitel. Eingesetzt wird sie beispielsweise bei der Behandlung einer generalisierten Angststörung. Hier stellen wir uns täglich mindestens eine halbe Stunde lang eine Sorgensituation vor. Wir malen uns ganz lebendig die schlimmsten Konsequenzen, die wir befürchten, aus – und zwar in allen Sinnesbereichen. Wir denken unsere Katastrophengedanken zu Ende, statt sie abzubrechen. Bei der Konfrontation „in vivo“ konfrontieren wir uns in der Realität, in unserem Alltag mit Angst auslösenden Situationen und unseren Gefühlen.

Bei der virtuellen Konfrontationstherapie konfrontieren wir uns nicht in der Realität mit den Angst auslösenden Situationen, sondern mit einer Art Film. Eine Cyberbrille hilft uns dabei, uns in die Angst auslösenden Situationen hineinzuversetzen, z. B. in ein Flugzeug oder einen Lift. Die Bilder sind so real, dass wir dieselben Gefühle und körperlichen Reaktionen spüren wie in der Realität. Schon nach 5-10 Stunden können wir Fortschritte bemerken. Die Übung in der Realität muss sich dann aber auf jeden Fall noch anschließen.

Für Menschen mit einer Depression, Psychose, Herzerkrankung, Epilepsie und Personen, die gerade auf Entzug von Tabletten oder Alkohol sind oder sehr viele Medikamente einnehmen müssen, ist die Konfrontationstherapie nur bedingt oder nicht geeignet. Halte hierzu unbedingt Rücksprache mit medizinischem oder psychotherapeutischem Fachpersonal.

Was lernen wir durch die Konfrontationstherapie?

Durch die Konfrontation mit für uns Angst auslösenden Situationen machen wir neue Erfahrungen:

1. Wir erfahren, dass wir in die Situationen gehen und unsere größte Angst und die intensivsten körperlichen Reaktionen ertragen können.
2. Wir erleben, dass unsere Angst nachlässt, wenn wir nicht aus den Situationen flüchten. Indem wir uns den Situationen stellen, können wir uns wieder an sie gewöhnen.
3. Wir lernen, die Angst vor der Angst abzubauen. Wir gewinnen das Vertrauen zurück, dass wir die stärkste Angst aushalten können.
4. Durch die bewusste Beobachtung unserer Gedanken, Gefühle und Körperreaktionen unmittelbar in den Situationen können wir besser erkennen, mit welchen Gedanken wir unsere Angst noch steigern.

Eine Reizkonfrontation kannst du sehr gut selbst durchführen. Du benötigst dazu nicht unbedingt eine Therapeutin oder einen Therapeuten. Bei einer Agoraphobie, sozialen oder spezifischen Phobie kann sie sehr gut und dauerhaft helfen. Sollte deine Angst aber sehr stark sein oder du darüber hinaus depressiv oder suchtmittelabhängig sein, solltest du dir auf jeden Fall therapeutische Unterstützung holen. Dasselbe gilt für Panikattacken.

Du kannst wählen zwischen einer massierten oder gestuften Konfrontation. Wenn du unter einer Agoraphobie ohne Panikattacken leidest, dann kommst du mit der massierten Konfrontation schneller zum Erfolg.

Vorgehen bei der gestuften Reizkonfrontation

Die gestufte Reizkonfrontation ist ein sanfterer Einstieg in die Konfrontationstherapie. Gehe dabei wie folgt vor:

1. Erstelle als erstes eine Liste von den Situationen, vor denen du Angst hast und die du meidest. Ordne die Situationen in einer Hierarchie. Beginne mit der einfachsten Situation und setze die schwierigste Situation an den Schluss. Achte bei der Erstellung der Hierarchie darauf, dass du die Situationen meist auch noch weiter einteilen kannst, z. B. danach, wie lange du dort bleiben möchtest, wie viele Menschen anwesend sind oder wie weit die Situationen von deinem Zuhause entfernt sind. Lege die Zeit fest, die du in der Situation verweilen möchtest, oder wie viele Menschen dort sein sollen.

Situation	Entfernung	Menschen	Zeit
1.			
2.			
3.			
4.			
5.			

2. Bereite dich nun mental auf die erste, die leichteste Situation vor. Male dir lebendig aus, wie du in dieser Situation bist, deine Angstgefühle und Körperreaktionen kommen, und wie du damit umgehen kannst. Sage dir innerlich: „Ich bin sicher. Das ist nur meine Angst. Sie geht vorüber. Ich bleibe in der Situation, bis sie nachlässt. Ich schaffe das.“ Sieh, wie du in der Situation bleibst, und wie die Angst nachlässt. Führe Vorstellungsübungen durch, bis die Angst deutlich nachgelassen hat.

3. Beginne dann damit, dich mit der leichtesten Situation in der Realität zu konfrontieren. Zunächst wirst du in der betreffenden Situation hoch aktiviert und angespannt sein. Das ist deine Alarmreaktion, die durch eine Ausschüttung des Hormons Adrenalin zustande kommt. Kämpfe nicht gegen deine Angst. Sie ist nicht gefährlich. Sie muss auftreten, weil du die Situation so lange gemieden und als gefährlich angesehen hast. Nach 3 - 5 Minuten wird die Angst schwächer werden, weil du dich an die Situation gewöhnt hast. Dann wird es einfacher für dich sein.

4. Akzeptiere alle Empfindungen für den Augenblick. Beobachte deine Gedanken, Gefühle und körperlichen Reaktionen lediglich. Beschreibe diese in der Ich-Form: „Ich fühle jetzt gerade, dass ich ... Ich denke jetzt an ... Ich spüre, dass mein Herz schneller schlägt, dass mein Mund trocken wird.“ Wenn du alleine bist, kannst du die Symptome auch laut beschreiben.

5. Verzichte darauf, aus der Situation zu flüchten. Bleibe dort und warte ab. Warte, bis deine Angst sinkt oder völlig abgebaut ist. Hierzu kannst du ein Angstskala nutzen: Stelle dir vor, es gäbe eine Skala von 0 bis 10. 0 würde überhaupt keine Angst und 10 fast unerträgliche Angst bedeuten. Dann wäre es gut, wenn du in der Situation bleibst, bis deine Angst die Stufe 2 oder 3 erreicht hat.

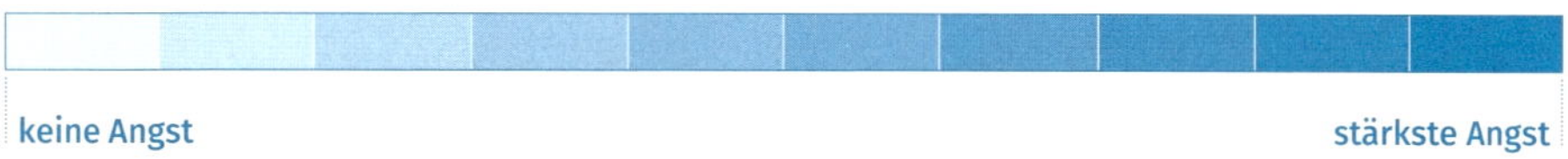

6. Mache mehrere Übungsdurchgänge. Wenn die Angst-Situation nur kurze Zeit anhält, dann mache mehrere Übungsdurchgänge direkt hintereinander, mit nur kurzen Pausen. Ansonsten übe täglich, bis es dir möglich ist, mehrere Durchgänge am selben Tag durchzuführen. Am wirkungsvollsten ist die Konfrontationstherapie, wenn du erst dann aus der Situation gehst, wenn deine Angst deutlich abgenommen hat. Sonst machst du es dir unnötig schwer, wieder in die Situation zurückzukehren, weil du dich an die große Angst erinnerst.

Tipps für die gestufte Konfrontation

- Wenn du einmal vorab aus der Situation gehst, dann solltest du etwas später am Tag nochmals in dieselbe Situation gehen.
- Solltest du dich mit einer Übung fortwährend schwer tun, hast du vielleicht einen zu großen Schwierigkeitsschritt von der letzten zu dieser Übungssituation gemacht. Dann baue einfach einen Zwischenschritt ein.
- Am effektivsten ist, wenn du täglich übst – mindestens eine Stunde. Wenn du in der Übung bleibst und keine großen Übungspausen machst, tust du dir leichter und kommst schneller voran.
- Wiederhole bereits gemeisterte leichtere Situationen immer wieder. Auf diese Weise erlebst du bewusst, wie weit du schon vorangekommen bist.
- Male dir dann nach und nach alle Situationen auf deiner Liste und deren Bewältigung zunächst in der Fantasie aus. Dann konfrontiere dich in der Realität mit den Situationen, mit der schwierigsten Situation ganz zum Schluss.
- Wenn du große Angst vor der schwierigsten Situation hast, dann nimm zunächst eine Vertrauensperson mit. Wenn du eine Selbsthilfegruppe besuchst, kannst du zusammen mit einem Gruppenmitglied üben.

- Plane ein, dass du nicht jeden Tag gleich gut drauf bist. Auch vor deiner Angsterkrankung hattest du gute und schlechte Tage. Übe dann einfach weniger lang oder gehe zumindest in die Situationen, die du bereits wieder ohne Angst erleben kannst.
- Rechne mit Rückschritten oder Stillstand. Das ist ganz natürlich. Statt dich dafür zu verurteilen oder gleich alles hinzuschmeißen, suche nach Erklärungen. War der Schritt zu groß? Hattest du einen schlechten Tag? Hast du dich sehr geärgert über jemanden und ohnehin schon eine große Anspannung gehabt? Es hängt von vielen Faktoren ab, ob und wann du ausreichend Kraft spürst.
- Nimm vor der Übung keine Beruhigungsmittel ein. Verzichte auch darauf, dich vorsorglich mit etwas zu deinem Schutz zu bewaffnen, wie etwa mit Essen, Alkohol, Beruhigungsmittel, der Nummer deiner Ärztin oder deines Arztes oder einem Handy. Du kommst nicht in Lebensgefahr. Du besitzt alle Fähigkeiten, mit der Situation umzugehen. Vertraue auf deine Kräfte.
- Wenn du seit einiger Zeit Beruhigungsmittel einnimmst, dann sprich mit deiner Ärztin oder deinem Arzt ab, wie du diese langsam absetzen kannst. Du benötigst keine Beruhigungsmittel, um die Situationen durchzustehen. Wirst du zurzeit mit Antidepressiva behandelt, dann informiere ebenfalls deine Ärztin oder deinen Arzt über dein geplantes Konfrontationstraining.
- Wenn du mit der Zeit Übung darin hast, deine Gedanken, Gefühle und körperlichen Symptome zu beschreiben und deine Angst besser auszuhalten, dann beginne damit, deine Aufmerksamkeit wieder nach außen zu richten. Beispielsweise bist du früher sicher zum Einkaufen gegangen, ohne dir Gedanken darüber zu machen, ob du Herzrasen hast oder umfallen wirst. Kehre wieder zu deinen alten Denk- und Verhaltensweisen vor der Angsterkrankung zurück.
- Motiviere dich zum Durchhalten, indem du dir immer wieder ausmalst, dass du deinen Alltag wieder wie früher gestalten, wieder Freunde besuchen, verreisen, Veranstaltungen besuchen, neue Kleider kaufen usw. kannst.

- Führe ein Erfolgstagebuch, in das du deine Übungen und die Erfolge einträgst. Nutze dazu die Angstskala. Notiere täglich die Situationen, in die du gegangen bist, und wie der Grad deiner Angst war. Es tut dir einfach gut, sich immer wieder vor Augen zu führen, wie viele Fortschritte du schon gemacht hast.

Vorgehen bei der massierten Reizkonfrontation

Wenn du deine Angst schnell überwinden willst und bereit bist, dich gleich der deiner Ansicht nach schlimmsten Angstsituation zu stellen, dann ist die massierte Reizkonfrontation für dich der richtige Weg. Vorab solltest du dich medizinisch durchchecken lassen, ob es körperliche Ursachen für deine Angst gibt. Du solltest dir auch einen Zeitpunkt wählen, zu dem du nicht ohnehin schon besonders unter Stress stehst oder körperlich erschöpft bist. So gehst du bei der massierten Konfrontation vor:

1. Wähle die schwierigste Situation aus, vor der du am meisten Angst hast.
2. Bereite dich nun mental auf diese Situation vor.
3. Gehe alleine in die betreffende Situation.
4. Setze dich dieser Situation 4 bis 6 Stunden täglich aus.
5. Verzichte auf Sicherheitsmaßnahmen, die du dir angewöhnt hast, um deine Angst abzubauen wie z. B. ein Handy mitzunehmen.
6. Akzeptiere alle Empfindungen, die in der Situation auftreten, für den Augenblick.
7. Bleibe in der Situation und warte, bis deine Angst sinkt oder völlig abgebaut ist.
8. Dauert die Situation nur kurze Zeit an, dann führe mehrere Durchgänge hintereinander durch.

Anfangs kannst du auch eine Vertrauensperson in die Situation mitnehmen, doch dann musst du es alleine wagen. Innerhalb kurzer Zeit wirst du dann die Einstellung und das Gefühl entwickeln, dass dir selbst in der schlimmsten Situation nichts passieren kann und du mit deinen Gefühlen und Körperreaktionen umgehen kannst. Du hast dein Vertrauen in dich und deinen Körper zurückgewonnen.

Falls die Reizkonfrontationen nicht anschlagen

Vielleicht führst du die Konfrontationstherapie schon eine Weile gewissenhaft durch und hast den Eindruck, deine Angst nimmt überhaupt nicht ab. Dann könnte dies viele unterschiedliche Ursachen haben. Es könnte sein, dass du von dir völlige Angstfreiheit erwartest. Entweder es klappt, dass du keine Angst mehr verspürst, oder du hast versagt. Achte von nun an stattdessen auf die kleinen Veränderungen. Nimm dir hierzu die Angstskala zu Hilfe.

Vielleicht wartest du sozusagen immer noch auf den großen Schlag. Du denkst „Bisher verlief alles gut, aber beim nächsten Mal könnte die große Katastrophe eintreten." In diesem Fall ist es wichtig, dass du dich daran erinnerst: Du kannst mit Panik oder starken Angstgefühlen umgehen. Sie sind unangenehm, aber nicht lebensgefährlich. Sie werden abnehmen, wenn du sie dir nicht verbietest und sie nicht als Vorboten einer Katastrophe bewertest.

Möglicherweise verbirgt sich hinter deinem Stillstand aber auch die Angst vor einer Veränderung. Es könnte etwa sein, dass du ohne Angst weniger Unterstützung von anderen bekommst oder mehr unangenehme Aufgaben übernehmen musst oder dass du dich dann von deiner Partnerin oder deinem Partner trennen musst. So könnte die Angst für dich zwar sehr unangenehm sein, aber das, was nach der Angst auf dich zukommen könnte, noch weitaus unangenehmer.

In diesem Fall kommst du voran, wenn du dich damit befasst, wie du die Probleme, die nach der Überwindung der Angst auf dich kommen könnten, lösen kannst. Dies bedeutet, wenn du z. B. Angst davor hast, dann wieder mehr Pflichten übernehmen zu müssen, zu lernen, Nein zu sagen. Wenn du befürchtest, dann keine Unterstützung mehr von anderen zu erhalten, könntest du daran arbeiten, zu lernen, Wünsche zu äußern, oder unabhängiger von anderen zu werden.

Die Konfrontationstherapie an sich ist eine wirkungsvolle Methode. Wenn du nicht vorankommst, dann scheue dich nicht, dir psychotherapeutische Unterstützung zu holen. Psychotherapeutische Fachleute sind dazu da, mit dir zusammen nach den Stolpersteinen zu suchen und weiterzuhelfen. Sie können dir die Arbeit nicht abnehmen, aber dir über die Stolpersteine hinweg helfen und mögliche Blockaden herausfinden.

Meine Konfrontationsübung

Datum ______________

Mit welcher Situation habe ich mich konfrontiert?

....

....

Wie hoch war meine Angst am Anfang?

keine Angst — stärkste Angst

Wie lange war ich in der Situation?

....

Welche Erfahrungen habe ich gemacht?

....

....

....

Wie hoch war meine Angst, kurz bevor ich aus der Situation gegangen bin?

keine Angst — stärkste Angst

Meine Konfrontationsübung

Datum ____________

Mit welcher Situation habe ich mich konfrontiert?

....

....

Wie hoch war meine Angst am Anfang?

keine Angst — stärkste Angst

Wie lange war ich in der Situation?

....

Welche Erfahrungen habe ich gemacht?

....

....

....

Wie hoch war meine Angst, kurz bevor ich aus der Situation gegangen bin?

keine Angst — stärkste Angst

Meine Konfrontationsübung

Datum ______________________

Mit welcher Situation habe ich mich konfrontiert?

....

....

Wie hoch war meine Angst am Anfang?

keine Angst — stärkste Angst

Wie lange war ich in der Situation?

....

Welche Erfahrungen habe ich gemacht?

....

....

....

Wie hoch war meine Angst, kurz bevor ich aus der Situation gegangen bin?

keine Angst — stärkste Angst

Meine Konfrontationsübung

Datum ______________

Mit welcher Situation habe ich mich konfrontiert?

....

....

Wie hoch war meine Angst am Anfang?

keine Angst — stärkste Angst

Wie lange war ich in der Situation?

....

Welche Erfahrungen habe ich gemacht?

....

....

....

Wie hoch war meine Angst, kurz bevor ich aus der Situation gegangen bin?

keine Angst — stärkste Angst

Meine Konfrontationsübung

Datum ________________

Mit welcher Situation habe ich mich konfrontiert?

....

....

Wie hoch war meine Angst am Anfang?

keine Angst — stärkste Angst

Wie lange war ich in der Situation?

....

Welche Erfahrungen habe ich gemacht?

....

....

....

Wie hoch war meine Angst, kurz bevor ich aus der Situation gegangen bin?

keine Angst — stärkste Angst

Tagebuch Konfrontationsübung

Datum: ....

keine Angst — stärkste Angst

Datum: ....

keine Angst — stärkste Angst

Datum: ....

keine Angst — stärkste Angst

Datum: ....

keine Angst — stärkste Angst

Datum: ....

keine Angst — stärkste Angst

Datum: ....

keine Angst — stärkste Angst

Tagebuch Konfrontationsübung

Datum: ....

keine Angst — stärkste Angst

Datum: ....

keine Angst — stärkste Angst

Datum: ....

keine Angst — stärkste Angst

Datum: ....

keine Angst — stärkste Angst

Datum: ....

keine Angst — stärkste Angst

Datum: ....

keine Angst — stärkste Angst

Tagebuch Konfrontationsübung

Datum: ....

keine Angst — stärkste Angst

Datum: ....

keine Angst — stärkste Angst

Datum: ....

keine Angst — stärkste Angst

Datum: ....

keine Angst — stärkste Angst

Datum: ....

keine Angst — stärkste Angst

Datum: ....

keine Angst — stärkste Angst

7

Ängste und Sorgen

Ängste und Sorgen

Viele Ängste sind eng verwoben mit Sorgen. Ängste beziehen sich oft auf konkrete oder abstrakte Bedrohungen, Gefahren oder Risiken, die in der Zukunft liegen können. Sie sind in der Regel mit einem starken Gefühl der Unruhe oder Furcht verbunden. Sorgen hingegen beziehen sich auf konkrete Herausforderungen oder Unsicherheiten, die gegenwärtig sind oder in naher Zukunft auftreten könnten. Dabei sind Ängste oft intensiver und akuter als Sorgen. Sie können plötzlich auftreten und eine starke körperliche und emotionale Reaktion auslösen, wie zum Beispiel Panikattacken. Sorgen hingegen können über einen längeren Zeitraum hinweg bestehen bleiben und sich in Form von anhaltendem Grübeln oder Gedankenkreisen manifestieren. Sowohl Ängste als auch Sorgen können körperliche Reaktionen auslösen, wie zum Beispiel erhöhten Herzschlag, Muskelverspannungen, Magenbeschwerden oder Schlafstörungen. Diese physiologischen Reaktionen können sowohl bei akuten Angstzuständen als auch bei chronischen Sorgen auftreten. Insgesamt können Ängste und Sorgen eng miteinander verbunden sein und sich gegenseitig verstärken. Wenn du unter Ängsten leidest, ist es wichtig, dir dieser Verbindung bewusst zu sein und auch für den Umgang mit Sorgen geeignete Strategien zu entwickeln.

Das Sorgentagebuch

Irgendwann in deinem Leben, vielleicht in einer Krisensituation, nach lang anhaltender Belastung oder einer Anhäufung vieler kleinerer Schwierigkeiten sind deine Sorgen quasi aus dem Takt geraten. Die Sorgen waren ab diesem Zeitpunkt nicht mehr nur dazu da, dich auf eine mögliche Gefahr vorzubereiten und eine Lösung für ein Problem zu finden, sondern entwickelten eine Eigendynamik. Eine Sorge reihte sich an die andere. Die Sorgen lösten massive Angst in dir aus und zeigten massive Auswirkungen auf deinen Körper. Du bist nun vielleicht an dem Punkt, dass du dir auch Sorgen über deine Sorgen machst. Verschaffe dir deshalb am besten nun erst einmal einen Überblick über deine Sorgen.

Beginne damit, dein Sorgentagebuch zu führen.
Das Führen eines Sorgentagebuches ist hilfreich und für dich sehr wichtig. Du machst dir deine Sorgen erst einmal ganz bewusst. Du erfährst mehr darüber, in welchen Situationen und bei welchen Menschen du beginnst, dich zu sorgen. Du kannst dann später auch konkret an diesen Sorgen ansetzen und den Umgang mit ihnen verändern. Außerdem erhältst du auch Informationen über die sorgenfreien Intervalle. Du bekommst Antworten auf die Frage:

Wann werden Ängste und Sorgen stärker und wann geringer?

Teile eine Seite deines Sorgentagebuches in folgende Rubriken ein:
Datum und Uhrzeit: Wann genau treten deine Sorgen auf?
Situation: Wo bin ich und was tue ich gerade?
Beginn des Sorgens: Wann habe ich begonnen, mich zu sorgen?
Thema der Sorgen: Worüber sorge ich mich? Welche Sorgen mache ich mir?
Ende des Sorgens: Wann habe ich aufgehört, mich zu sorgen?
Stärke der Angst: Ordne die Angst auf einer Skala von 0 (keine Angst) bis 10 (maximale Angst) ein.

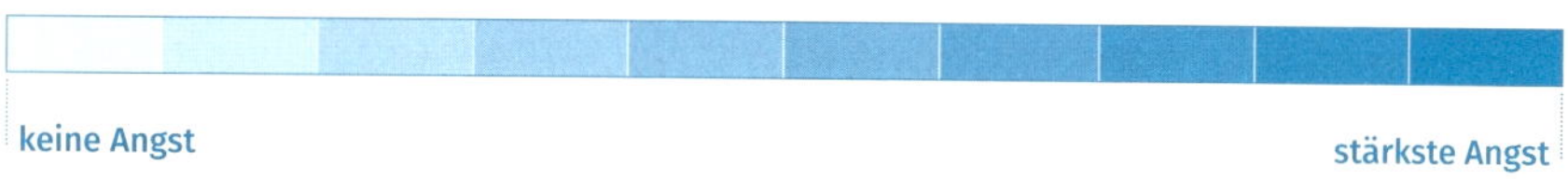

Körperliche Beschwerden: z. B. Herzrasen, Nervosität, Zittern, Unruhe, Muskelverspannung, Muskelschmerzen, Konzentrationsstörungen, Atemnot, Schwitzen, Schwindel, Magen-Darm-Beschwerden, Harndrang, Kloßgefühl im Hals, kalte Hände, Benommenheit, leichte Ermüdbarkeit, Schlafstörungen, Gereiztheit

Strategien: Wie gehst du mit der Angst um? Was hast du getan, dass die Sorgen aufgehört haben?
Dann trägst du immer, wenn du dich beim Sorgen ertappst, deine Beobachtungen in die einzelnen Rubriken des Sorgentagebuchs ein.

Zum Beispiel könnte ein Eintrag so aussehen:

- **Datum:** 14.1.24
- **Situation:** bin allein zuhause
- **Beginn des Sorgens:** 17.05 Uhr
- **Thema der Sorgen:** Mein Mann ist noch nicht zuhause, Unfall?
- **Ende des Sorgens:** 19.20 Uhr
- **Stärke der Angst:** 85 auf der Angstskala
- **Körperliche Beschwerden:** Unruhe, Nervosität
- **Strategien:** rufe meine Freundin an

Notiere regelmäßig deine Sorgen in dem Sorgentagebuch. Nutze dazu die Vorlage weiter hinten im Buch. Deine Sorgen können sich um viele unterschiedliche Bereiche drehen: deine Partnerschaft und Familie, deine Arbeit, deine Gesundheit, deine Finanzen, die Umwelt, die Gesellschaft, alltägliche Probleme, deine Schwächen, Misserfolge, deine Attraktivität, deinen Lebenssinn, deine Ängste und so weiter. Trage das Sorgentagebuch immer bei dir, sodass du sofort aufzeichnen kannst, wenn die Angst ansteigt oder du dich gerade sorgst. Wenn du den Eindruck hast, nur noch mit dem Niederschreiben der Sorgen beschäftigt zu sein, dann trage zu Beginn jeder Stunde ein, ob du in der letzten Stunde Angst hattest, wie stark sie war und worum sich die Sorgen drehten, welche Beschwerden du hattest und wie du damit umgegangen bist. Es kann sein, dass du anfangs mehr Angst empfindest, weil du dich während des Aufschreibens nochmals mit den Sorgen befassen musst. Aber keine Sorge, deine Angst wird mit der Zeit abnehmen.

Mein Sorgentagebuch

Datum ____________

Situation:

....

Beginn des Sorgens: ....

Thema der Sorgen: ....

Ende des Sorgens: ....

Stärke der Angst:

keine Angst — stärkste Angst

Körperliche Beschwerden:

....

Strategien: Wie gehe ich mit der Angst um?

....

....

Was habe ich getan, dass die Sorgen aufgehört haben?

....

....

Arbeit mit den Sorgen

Eine Möglichkeit, Angst zu reduzieren, ist es, die Sorgen nicht bis zum bitteren Ende zu denken. Gleichzeitig ist diese Strategie ein sicherer Weg, Angst und Sorgen aufrechtzuerhalten. Ein wirksamer Weg, den Sorgen den Schrecken zu nehmen, besteht im Gegensatz dazu darin, sich ganz bewusst damit in der Vorstellung zu konfrontieren.

Die Vorstellung, die Sorgen bewusst bis zum Ende zu denken, macht dir wahrscheinlich zunächst einmal Angst. Vielleicht glaubst du, dass du das nicht aushalten kannst oder die Kontrolle über dich verlieren wirst. Doch es wird nichts dergleichen passieren. Unser Körper hat quasi einen eingebauten Regulationsmechanismus. Angst wird nicht dauerhaft aufrechterhalten, sondern geht zurück, da sich ein Gewöhnungseffekt einstellt.

Wenn du dir eine bestimmte Sorge immer wieder bis zum schlimmsten Ausgang ausmalst, wird sie mit der Zeit keine große Angst mehr in dir auslösen. Lediglich bei der ersten Konfrontation musst du mit starker, aber nicht unerträglicher Angst rechnen. Die Angst wird eine Weile bestehen bleiben und dann zurückgehen, weil du dich an die Vorstellung gewöhnt hast. Im Verlauf der Übungen kann es hin und wieder mal einen kurzen stärkeren Anstieg, einen kleinen Rückfall geben, aber langfristig nimmt die Angst ab.

Wichtig dabei ist, dass du die Vorstellung beibehältst und dich während der Konfrontation nicht ablenkst. Andernfalls wirst du einfach nur die Erfahrung machen, die du bisher immer gemacht hast: Die Sorge bleibt bedrohlich für dich. Die Devise lautet also:

Denke deine Sorge bis zum Ende, lass deine Angst zu und warte ab. Die Angst lässt mit der Zeit von allein nach.

Die beiden klaren Vorteile der Sorgenkonfrontation sind:
- ***Deine Angst wird auf Dauer reduziert.***
- ***Die Zeit, die du mit dieser Sorge verbrachtest, steht dir dann dafür zur Verfügung, um nach Lösungen für das Problem zu suchen, oder für andere Aktivitäten.***

Das große Ziel ist, dass diese Sorge irgendwann kein großes Thema mehr für dich ist. **Du nimmst kurzfristig mehr Angst in Kauf, um langfristig weniger Angst zu haben.** Es gibt zwei Wege, auf denen du dich mit deinen Sorgen konfrontieren und sie bis zum Ende verfolgen kannst. Der erste Weg ist für dich sicher leichter zu gehen, weil er weniger stark Ängste und Widerstand hervorrufen wird. Lies dir zunächst die unterschiedlichen Möglichkeiten durch und entscheide dich dann für eine Variante.

Sorgenkonfrontation Nr. 1

1. **Wähle dir eine Sorge aus, mit der du dich im Augenblick besonders häufig beschäftigst. Die Sorge sollte besonders starke Angst erzeugen.** Hinweise hierzu findest du in deinem Sorgentagebuch.

2. **Dann denke die Sorge bis zum schlimmstmöglichen Ausgang:**
- Wie sieht die Situation ganz konkret aus, wenn der befürchtete Ausgang, die schlimmste Katastrophe eintritt?
- Was siehst du, was fühlst du, was hörst du, was riechst du, was schmeckst du in dieser Situation? Was verspürst du körperlich?
- Was denkst du in dieser Situation?

3. **Schreibe diese Geschichte so auf, als würdest du sie jemandem erzählen.**

4. **Dann lies dir diese Geschichte immer wieder durch, bis sie keine starke Angst mehr in dir auslöst.** Wenn die Sorgenkonfrontation mit der ersten Sorge deutlich weniger Angst erzeugt, gehst du zur nächsten Sorge über. Überlege dir wieder, wie der schlimmstmögliche Ausgang dafür aussieht, und schreibe die Geschichte wieder nieder, so als ob du sie jemandem erzählen würdest. Dann lies diese Geschichte immer wieder durch, bis die Angst deutlich nachlässt usw.

Die zweite Alternative der Sorgenkonfrontation kommt für dich, wenn du sie allein umsetzt, nur in Frage, wenn du bereit bist, deine intensive Angst lange und ohne Ablenkung auszuhalten. Anderenfalls wirst du dieser Art der Sorgenkonfrontation vermutlich in der Psychotherapie begegnen und sie zusammen mit dem Fachpersonal umsetzen.

Sorgenkonfrontation Nr. 2

1. **Wähle dir eine konkrete Sorge aus, mit der du dich im Augenblick besonders häufig befasst.** Die Sorge sollte besonders starke Angst erzeugen. Hinweise hierzu findest du in deinem Sorgentagebuch.

2. **Erstelle schriftlich in deinem Sorgentagebuch ein genaues Drehbuch zu deiner Sorge.** Beschreibe den schlimmstmöglichen Ausgang:

- Wie sieht die Situation ganz konkret aus, wenn der befürchtete Ausgang, die schlimmste Katastrophe eintrifft?
- Was siehst du, was fühlst, was hörst du, was riechst, was schmeckst du in dieser Situation? Was verspürst du körperlich?
- Was denkst du in dieser Situation?

Du führst Regie und kannst deinen Film so gestalten, dass er deine Zuschauerinnen und Zuschauer emotional stark bewegt.

Das Drehbuch einer Sorgenkonfrontation kann so aussehen:

Ich bin in der Wohnung und bereite gerade das Essen vor. Es klingelt an der Tür. Ich habe schon ein ungutes Gefühl. Wer soll jetzt zu uns zu Besuch kommen? Aber mein Mann ist mit dem Auto unterwegs. Es wird ihm doch nichts Schlimmes passiert sein? Mein Herz beginnt zu rasen; mit wackeligen Knien gehe ich zur Tür. Ich öffne, und vor mir steht ein Polizist in Uniform. Ich beginne zu zittern. Mir wird kalt. Der Polizist fragt mich, ob er reinkommen dürfe. Er hat eine schrille Stimme. Er riecht nach kaltem Rauch. Ich bin wie in Trance. Ich bitte den Polizisten ins Wohnzimmer und auf dem Sofa Platz zu nehmen. Er bittet mich, mich auch hinzusetzen. Ich setze mich auf den Sessel ihm gegenüber. Ich funktioniere wie ein Roboter. Er sagt: „Ich muss Ihnen eine traurige Mitteilung machen." jetzt macht er eine Pause und schaut mich durchdringend an, „Ihr Mann hatte einen Unfall. Er hatte keine Chance, ein Geisterfahrer ist frontal in ihn hinein gefahren. Er musste nicht leiden, er war gleich tot." – Stille – ich denke, das ist das Ende, ich will auch tot sein. Ich fühle nur noch eine große Leere, ich bin wie blutleer. Die Stimme des Polizisten klingt nun aus weiter Ferne.

Auch wenn eine solche Vorstellung für dich extrem belastend und beunruhigend ist, bei der Sorgenkonfrontation ist es genau das Ziel, diese Gefühle von Angst und Beunruhigung bei dir auszulösen. Ziel ist es, möglichst intensive Angst durch die Sorgenkonfrontation zu erzeugen. Bedenke dabei: Auch wenn du Angst vor der Konfrontation in der Vorstellung hast:

Die Katastrophe ereignet sich nur in der Fantasie. In der Realität passiert dadurch nichts.

3. Schreibe hier dein Drehbuch auf:

4. **Lies dir diese Geschichte immer wieder durch.** Um die Stärke der Angst zu erfassen, kannst du wieder eine Angstskala verwenden. Die Angst, die durch die Sorgenkonfrontation erzeugt wird, sollte mindestens bei der Hälfte liegen. Die Vorstellung sollte so lange wiederholt werden, bis deine Ängst nur noch bei ca. 40% liegt.

5. **Wenn du dein Drehbuch ausgearbeitet hast, stellst du dir die schlimme Szene möglichst lebendig vor.** Du spielst die Hauptrolle, und dir stößt ein schlimmes Ereignis zu. Du musst dich vollkommen in die Situation hineinversetzen, die Gefühle und Körperreaktionen spüren, wie du sie in dieser schlimmen Situation spüren würdest.

6. **Bleib bei der Vorstellung.** Male dir diese möglichst konkret in Bildern und auf allen Sinnesebenen aus: Was siehst du dann, was fühlst du, hörst du, spürst du? Was verspürst du im Körper? Welche Gedanken gehen dir durch den Kopf?

7. **Lass die Angst zu. Lenk dich nicht ab, denke an nichts anderes.** Bleib bei der Sorgenkonfrontation, bis die Angst deutlich nachlässt. Das kann zwischen 10 Minuten und länger als 50 Minuten dauern, aber die Angst wird nachlassen.

8. **Überlege dir, wie du die Angst noch steigern könntest, indem du den Ausgang schlimmer machst.** Du kannst dir beispielsweise die Sorgenkonfrontation lebendiger ausmalen oder dich stärker in die Szene hineinversetzen. Es ist aber auch nicht so schlimm, wenn du es nicht schaffst, so lange bei der schlimmen Szene zu bleiben. Die Szene wiederholst du ohnehin noch oft in der Vorstellung. Auch dadurch kannst du dich daran gewöhnen.

9. **Wiederhole diese konkrete Sorgenkonfrontation immer wieder.** Tue das so lange, bis die Sorge kaum noch Angst auslöst. Lass dich nicht davon verwirren, dass die Angst bei den Wiederholungen ab und zu

wieder stärker wird. Dies kann durch Ablenkung oder fehlende Konzentration während der Vorstellung der Katastrophe verursacht werden. Am besten ist es, sich für die Sorgenkonfrontation täglich einen festen Zeitpunkt einzuplanen und sich eine Stunde dafür zu reservieren. Notiere dir danach auf der Skala die Intensität der Angst. Du wirst beobachten, wie sie mit der Zeit immer weniger wird.

Datum: ....

keine Angst — stärkste Angst

Datum: ....

keine Angst — stärkste Angst

Datum: ....

keine Angst — stärkste Angst

Datum: ....

keine Angst — stärkste Angst

Datum: ....

keine Angst — stärkste Angst

Wenn die Sorgenkonfrontation mit deiner ersten Sorge deutlich weniger Angst erzeugt, gehst du zur nächsten Sorge über, erstellst wiederum ein Drehbuch und führst dann die Sorgenkonfrontation zu dieser Sorge durch.

Mit der Zeit, wenn du dich mit vielen Sorgenbereichen direkt konfrontiert hast, wird die Gewohnheit, dich zu sorgen, generell nachlassen.

Die Sorgen überprüfen

In ein und derselben Situation können Menschen sehr unterschiedliche Annahmen über die Zukunft haben. Optimistische Menschen erwarten das Positive, während pessimistische Negatives vorhersehen. Je nachdem, ob wir etwas Positives oder Negatives vorhersagen, macht sich dann dann Vorfreude oder Angst breit. Deine Sorgen sind erst einmal nur Annahmen darüber, was du glaubst, was in der Zukunft Gefährliches passieren wird und wie du damit umgehen kannst. Du sprichst sozusagen eine negative Prophezeiung aus und verspürst als Folge davon Angst, Anspannung, Herzrasen usw. Du sagst voraus, dass ganz sicher etwas Schlimmes passieren wird, und nimmst an, damit überfordert zu sein. Oder aber du machst dir Gedanken darüber, wie du mögliche Gefahren vermeiden kannst, und willst alle Eventualitäten abdecken. Wenn du dich entsprechend deiner Annahme, dass sich etwas Schlimmes ereignen wird und du nicht damit fertig werden kannst, verhältst und z. B. bestimmte Situationen meidest, kannst du nicht herausfinden, ob deine Annahmen möglicherweise übertrieben oder falsch sind. Es ist deshalb sinnvoll, deine Sorgen einmal zu überprüfen, inwieweit sie den Tatsachen entsprechen, wie wahrscheinlich die vermutete Katastrophe ist und inwieweit du deine Bewältigungsfähigkeiten unterschätzt.

Wähle also zunächst einmal eine Sorge, die du näher betrachten willst. Notiere sie hier:

Nehmen wir einmal an, deine Sorge kreist darum, dass du befürchtest: „Wenn ich meiner Kollegin sage, dass ich den nächsten Brückentag frei nehmen möchte, wird sie nicht mehr mit mir sprechen. Die Stimmung wird unerträglich sein."

Als Nächstes überprüfst du deine Sorge mit den folgenden drei Fragen. Die erste Frage lautet:

Entspricht meine Sorge den Tatsachen? Wo sind die Beweise? Woher weiß ich das?

In unserem Beispiel könnte die Überprüfung so aussehen:
Entspricht meine Sorge den Tatsachen, dass meine Kollegin, wenn ich ihr sage, dass ich den nächsten Brückentag frei nehmen möchte, nicht mehr mit mir sprechen wird und die Stimmung unerträglich ist?

Die Antwort könnte so aussehen:
Ich weiß nicht, ob die Kollegin dann nicht mehr mit mir spricht. Das ist nur eine Annahme. Wie die Stimmung sein wird, weiß ich auch nicht. Es gibt jedoch keine Stimmung, die unerträglich ist.

Deine Antwort:

Nun suchst du mit der zweiten Frage nach Gegenbeweisen:

Was spricht gegen meine Befürchtung? Wie würden andere die Situation einschätzen?

Diese Frage, auf unser Beispiel angewendet, sieht so aus:
Was spricht gegen meine Befürchtung, dass meine Kollegin, wenn ich ihr sage, dass ich den nächsten Brückentag frei nehmen möchte, nicht mehr mit mir sprechen wird und die Stimmung unerträglich ist? Bei anderen Konflikten war die Kollegin immer mal wieder tagelang beleidigt und hat nicht mit mir geredet. Es war unangenehm für mich, aber ich konnte es aushalten. Nach einer bestimmten Zeit hat sie dann auch wieder mit mir gesprochen.

Wie würde eine andere Kollegin mit der Situation umgehen?
Meine andere Kollegin sagt einfach, wann sie frei haben möchte, und kümmert sich nicht um die Reaktion der besagten Kollegin.

Deine Antwort:

Und als Nächstes suchst du mit der dritten Frage nach einer neuen, angemessenen Sichtweise für die Situation:

Wie muss ich denken, um mich so zu fühlen und zu verhalten, wie ich es möchte?

Eine angemessene Sichtweise in unserem Beispiel könnte z. B. so lauten: *Mein Ziel ist es, den nächsten Brückentag frei zu nehmen. Deshalb denke ich von nun an: Bisher hat die Kollegin immer die Brückentage genutzt. Ich ärgere mich darüber. Ich sage ihr, dass ich dieses Mal den Brückentag für mich in Anspruch nehmen möchte. Es könnte sein, dass sie dies versteht und akzeptiert. Es könnte aber auch sein, dass sie dann einige Tage nicht mit mir spricht. Das wäre schade, aber ich kann es ertragen. Bisher ist sie nach einer Weile immer wieder auf mich zugegangen.*

Deine Antwort:

Über die Katastrophe hinausdenken

Was könnte schlimmstenfalls passieren? Was würde passieren, wenn meine schlimmste Sorge eintreten würde?

Vielleicht geht es dir auch so, dass du denkst: „Es wäre schrecklich, wenn ... passieren würde", und dir die Katastrophe ausmalst. Dann bekommst du Angst und hörst auf, weiterzudenken. Das bedeutet, du bleibst bei der Katastrophe stehen, alarmierst deinen Körper und suchst nicht nach einer Lösung. In deinem Unterbewusstsein bleibt dann die Zukunft als bedrohlich stehen, und du fühlst dich hilflos. Deshalb ist es wichtig, weiterzudenken. Prüfe eine Sorge nach der anderen mit den Fragen:

Beschreibe das Szenario genau.

Welche Lösungsmöglichkeiten habe ich dann?

Und dann gehst du noch einen Schritt weiter und denkst über das Eintreten der Katastrophe hinaus. Finde Lösungen – und sei dabei wirklich kreativ. Je mehr Möglichkeiten du findest, desto beruhigter wirst du sein. Erlaube dir jeden Gedanken, der dir in den Sinn kommt. Auch absurde Ideen sind erlaubt. Möglicherweise denkst du: „Dann wandere ich aus", oder: „Dann verstecke ich mich in einem Erdloch". Prüfe aber auch all diese Lösungen auf ihre langfristige Durchführbarkeit.

Deine Antwort

Altes und neues Denken

Wie wir vorne gesehen haben, beschäftigst du dich in deinen Gedanken mit Katastrophen, die dich und deine Familie betreffen. Du prophezeist dir, dass etwas Schlimmes passieren wird, womit du nicht umgehen kannst. Nimm nun dein Sorgentagebuch zur Hand und schau in die Rubrik Strategien:
Wie bist du in der jeweiligen Situation mit deinen Sorgen umgegangen?
Welches sind deine Strategien, um die Angst zu reduzieren?
Überlege dir darüber hinaus noch:

Was tust du, um Sorgen und Angst zu vermeiden?
Du versuchst, deine Angst zu vermeiden oder reduzieren, indem du

1. ....

2. ....

3. ....

4. ....

Prüfe die Wirksamkeit dieser Sicherheitsverhaltensweisen.
Hast du einige deiner Sicherheitsverhaltensweisen herausgefunden? Dann ist dir vielleicht auch zum ersten Mal richtig bewusst geworden, wie deine Sorgen und der Kampf gegen die Sorgen und die damit verbundene Angst deinen Alltag beeinträchtigen. Ziehe einmal Bilanz:

Haben deine Sicherheitsverhaltenweisen dir die erhoffte Entlastung und Angstreduktion gebracht?
Wenn es dir wie anderen Betroffenen erging, musst du diese Fragen mit einem deutlichen Nein beantworten, die Sorgen und körperlichen Beschwerden wurden dadurch nicht weniger.

Die Nachteile bei diesen Sicherheitsverhaltensweisen sind,

- dass du nicht erleben kannst, dass die Angst automatisch langsam nachlässt, wenn man sie zulässt,
- dass du dich nicht an die Katastrophen-Gedanken gewöhnen kannst,
- dass du nicht erfährst, dass die befürchteten Katastrophen auch ohne dein Zutun nicht eintreten,
- dass du nicht erlebst, dass die Situationen ungefährlich sind,
- dass du nicht die positiven Erfahrungen machst, die Situationen meistern können,
- dass du nur kurzfristig beruhigt bist.

Diese Strategien halten die Angst und die Sorgen am Leben. Die Sorgen nehmen immer mehr Raum ein. Die Sicherheitsverhaltensweisen beruhigen dich nur für den Augenblick. Aber beim nächsten Mal hast du dieselben Befürchtungen wieder. Und vielleicht sorgst du dich auch noch darum, dass du dich sorgst, und welche schlimmen Folgen das haben könnte. Du benötigst vollkommen andere Strategien, um den Sorgen zu begegnen.

Gib dein Vermeidungs- und Rückversicherungsverhalten auf.

Es geht in diesem und dem nächsten Schritt darum, dass du dich den gefürchteten Situationen stellst, der Angst stellst und erfährst, dass die Angst nachlässt. Du wirst dich an die Situationen gewöhnen. Außerdem kannst du gezielt überprüfen, ob deine Sorgen berechtigt sind. Zunächst musst du wissen, wie dein Vermeidungs- und Rückversicherungsverhalten konkret aussieht. Blättere hierzu in deinem Sorgentagebuch zu der Stelle, an der du deine persönlichen Verhaltensstrategien bereits notiert hast. Ordne nun die Sicherheitsverhaltensweisen danach, wie schwer es dir fallen würde, auf diese zu verzichten. An oberster Stelle notierst du die leichteste Situation bzw. Strategie, dann die nächst schwierigere usw. Dann unterteilst du ein Blatt im Sorgentagebuch in zwei Spalten. In die erste Spalte schreibst du dein Sicherheitsverhalten, in die zweite, wie du es ersetzen willst.

Eine Liste könnte z. B. so aussehen:

***altes* Sicherheitsverhalten**	***neues*, hilfreiches Verhalten**
• gehe eine halbe Stunde früher los als nötig • lese morgens keine Zeitung • rufe meine Partnerin oder meinen Partner stündlich im Büro an • fahre mein Kind in die Schule, obwohl es schon allein gehen könnte • meide die Krebsvorsorgeuntersuchung • bin wöchentlich beim Arzt	• gehe nur 5 Minuten früher als nötig von zuhause weg, auch wenn es einen Stau geben und ich zu spät kommen könnte • lese morgens die Zeitung, auch den Teil mit den Todesnachrichten • rufe meinen Mann nur einmal am Tag im Büro an • lasse mein Kind mit anderen Kindern zusammen in die Schule gehen • gehe zur Krebsvorsorgeuntersuchung • besuche den Arzt nur einmal im Vierteljahr, falls keine unerwarteten, starken Beschwerden auftreten

Beschreibe dein altes Sicherheitsverhalten:

Beschreibe dein neues, hilfreiches Verhalten:

Du weißt jetzt, wie du dein Sicherheitsverhalten verändern möchtest, und bist bereit für den Schritt in den Alltag. Konfrontiere dich mit deiner Angst in der Realität. Das bedeutet, dass du auf deine Sicherheitsvorkehrungen verzichtest oder dich den gefürchteten Situationen stellst und die Angst zulässt. Es ist sehr wahrscheinlich, dass du zuerst große Angst haben wirst. Das ist vollkommen normal und verständlich, aber der Einsatz lohnt sich für dich. Auf lange Sicht wird deine Angst abnehmen, und du wirst dich viel besser und unbeschwerter fühlen.

8 Weitere hilfreiche Tipps

Weitere hilfreiche Tipps, Strategien und Denkanstöße

Hier findest du noch einige hilfreiche Tipps und Anregungen, die du für dich ausprobieren kannst. Sie sind eher für Menschen gedacht, die noch nicht so tief im „Sorgenpfuhl“ stecken. Einen Versuch ist es auf alle Fälle wert.

Gewinn-Verlust-Rechnung

Beantworte die folgenden Fragen:
Was gewinne und verliere ich kurzfristig und langfristig, wenn ich das Risiko eingehe, mich nur noch um Ereignisse zu sorgen, die tatsächlich gefährlich, sehr wahrscheinlich und von mir zu kontrollieren sind?

Deine Beantwortung könnte so aussehen:
Wenn ich mich nur noch um Ereignisse sorge, die tatsächlich gefährlich, sehr wahrscheinlich und von mir zu kontrollieren sind,

gewinne ich kurzfristig: Ich bin entspannter; habe Zeit, zu genießen und mich um Dinge zu kümmern, die mir gut tun; erlebe, dass auch ohne Sorgen nichts Schlimmes passiert; erfahre, dass ich meine Angst aushalten kann

gewinne ich langfristig: Ich kann besser schlafen; habe wieder mehr Vertrauen in meine Fähigkeiten und in das Leben; sorge mich nur noch, wenn ich tatsächlich etwas tun kann, um Schlimmes zu verhindern; habe wieder Kontrolle über meine Gedanken; kann wieder unbesorgt Zeitung lesen und Nachrichten hören; denke über Lösungen nach, statt mich nur zu sorgen; akzeptiere, dass ich das Schicksal nicht kontrollieren kann

verliere ich kurzfristig: die vermeintliche Sicherheit, dass ich mich durch Sorgen auf Schlimmes vorbereiten oder es vermeiden kann; bin demzufolge ängstlicher und angespannter

verliere ich langfristig: dass ich anderen meine Liebe vermeintlich dadurch beweisen kann, dass ich mich um sie sorge

Wäge für dich ab, ob es sich lohnt, kurzfristig die Angst auf sich zu nehmen, die mit der Aufgabe des übermäßigen Sorgens einhergeht, um auf lange Zeit etwas zu gewinnen.

Was gewinne und verliere ich, wenn ich mit Angst in die Situation gehe?

Ich gewinne kurzfristig:

....

....

....

....

....

....

....

Ich gewinne langfristig:

Ich gewinne kurzfristig:

Ich gewinne langfristig:

Lohnt es sich für mich, die kurzfristigen Nachteile in Kauf zu nehmen, um langfristig etwas zu gewinnen?

Positive Selbstinstruktionen

Negative Gedanken wie: „Ich bin der Aufgabe nicht gewachsen“, „Das halte ich nicht aus“, „Ich bin unfähig, das zu meistern“, „Ich schaffe das nicht, kann die Angst nicht ertragen“, „Ich brauche unbedingt Sicherheit“, schwächen dein Selbstvertrauen und machen dich mutlos. Verwende stattdessen aufbauende Gedanken wie z. B.: „Ich finde eine Lösung“, „Ich kann das ertragen, auch wenn es unangenehm ist“, „Ich habe Vertrauen in meine Fähigkeiten“, „Was auch immer auf mich zukommt, ich werde eine Lösung finden“, „Ich kann die Unsicherheit ertragen.“ Welche negativen Gedanken kennst du von dir selbst? Schreibe sie hier auf. Anschließend streichst du diese Gedanken durch und ersetzt sie durch positive Gedanken:

1. Gedanke:

....

Ersatz:

....

2. Gedanke:

....

Ersatz:

....

3. Gedanke:

....

Ersatz:

....

4. Gedanke:

....

Ersatz:

....

5. Gedanke:

....

Ersatz:

....

Die Sorgen eingrenzen

Du kannst einmal durch deine Sorgen gehen und sie systematisch sortieren. So fühlst du dich nicht mehr so erschlagen von der Menge der Sorgen. Wir möchten dir drei Fragen vorschlagen, die dir helfen können, deine Sorgen zu begrenzen:

1. Welche meiner Sorgen sind wichtig, welche unwichtig?

Welche Sorgen wichtig sind, musst du selbst entscheiden. Ein Kriterium dafür könnte sein, wie viel Einfluss die vermutete Katastrophe, wenn sie eintreten würde, langfristig auf dein Leben haben könnte. Wahrscheinlich wirst du einen Unfall deiner Partnerin oder deines Partners als schlimmer ansehen als eine Kritik deiner Chefin oder deines Chefs. An dieser Stelle solltest du dann die unwichtigen Sorgen schon einmal, bildlich gesprochen, in eine große Kiste packen, die du gut verschließt. Nur wenn du sonst wirklich nichts mehr zu tun hast, lohnt es sich, dass du dich damit weiter befasst.

Folgende Sorgen sind unwichtig:

Folgende Sorgen erscheinen wichtig:

....

....

....

....

....

Wenn du die **wichtigen Sorgen** herausgepickt hast, lautet die nächste Frage:

2. Welche Befürchtungen kann ich beeinflussen? Wofür gibt es eine Lösung?

So kannst du z. B. nicht verhindern, dass deine Partnerin oder dein Partner vielleicht erkrankt, aber dafür sorgen, dass die Person regelmäßig an Vorsorgeuntersuchungen teilnimmt. So bleiben beim Aufräumen nur die wichtigen Sorgen übrig, die du beeinflussen kannst. Notiere sie dir hier und ergänze, welche Beeinflussungsmöglichkeiten du hast:

....

....

....

....

....

Die dritte Frage, die dir hilft, deine Sorgen einzugrenzen, lautet:

3. Bei welchen Befürchtungen, die ich nicht beeinflussen kann, mache ich mir zu Recht Sorgen, welche sind übertrieben?

Ein Beispiel hierfür wäre, dass du dich wegen eines Unfalls sorgst, wenn deine Partnerin oder dein Partner 15 Minuten nach der gewohnten Zeit noch nicht zuhause ist. So könntest du entscheiden, dass du Sorgen, die überzogen sind, nicht mehr nachgehst oder die Sorgenkonfrontation einsetzt. Befürchtungen, die du nicht beeinflussen kannst, die aber zu Recht bestehen, kannst du nur mit einer veränderten Einstellung begegnen. Du kannst lernen, zu akzeptieren, dass es Dinge gibt, auf die du keinen Einfluss hast, und vertrauen, dass du damit umgehen kannst. Es raubt dir nur Energie und bringt deinen Körper aus dem Gleichgewicht, wenn du dich um nicht existierende, unwahrscheinliche und unkontrollierbare Gefahren sorgst.

Welche Sorgen beschäftigen mich zu Recht?

Welche Sorgen sind übertrieben:

....

....

....

....

....

....

....

Sinnvoll ist, wenn du die Sorgen behältst,

- die um wichtige Themen kreisen,
- die du beeinflussen oder für die du eine Lösung finden kannst und
- die um eine Katastrophe kreisen, die wahrscheinlich ist.

Wähle dir für deine Sorgen einen bestimmten Zeitraum aus.
Wenn du deine Sorgen beibehalten möchtest, dann wähle dir eine bestimmte Zeitspanne pro Tag aus, in der du dich ausgiebig mit dem Sorgenmachen beschäftigst. Vereinbare mit dir selbst einen Sorgentermin. Wenn während des Tages Sorgen auftauchen, unterbrich sie mit dem Gedanken-Stopp: „Stopp, jetzt ist nicht eure Zeit!“ und verschiebe sie auf den vereinbarten Zeitpunkt. Diese Strategie hat zum Ziel, dir wieder Kontrolle über deine Sorgen zu geben. Möglicherweise wird dir dadurch auch deutlich, dass die Sorgen nichts ändern und dir nur Energie wegnehmen. Den positiven Effekt, dass Sorgen auch Vorsorgen bedeutet, kannst du hierbei auch mitnehmen.

Zu folgenden Uhrzeiten darf ich mich sorgen:

....

....

....

....

....

....

Die Gedankenstopp-Strategien

Deine Gewohnheit, dich über alles und jedes zu sorgen, begleitet dich wahrscheinlich schon lange. Selbst wenn du besten Willens bist, deine Befürchtungen nicht mehr zu denken, werden sie noch eine ganze Weile immer wieder auftauchen. Sich die Gedanken zu verbieten oder sich dafür zu verurteilen, sind unwirksame Strategien, die die Befürchtungen eher am Leben erhalten. Du hast dir bisher vielleicht die Strategie des Gedankenstopps zu eigen gemacht, indem du von einer Sorge zur nächsten gesprungen bist. Dies war dann aber eher ein Eigentor, denn dadurch ging es dir immer schlechter. Deshalb möchten wir dir zwei Gedankenstopp-Strategien vorschlagen, mit denen du deine Sorgen unterbrechen und zu einem neutralen oder positiven Thema überwechseln kannst.

Hier sind die beiden Varianten, die du einfach mal eine Weile konsequent ausprobieren solltest:

Anleitung zum Gedankenstopp: 1. Variante

Rufe dir, sobald du dich bei einer Sorge ertappst, innerlich „Stopp" zu. Wenn du allein bist, kannst du „Stopp" auch laut ausrufen und dabei in die Hände klatschen. Dann lenke deine Aufmerksamkeit auf neutrale oder angenehme Bilder. Das kann eine Szene aus dem Urlaub sein oder das Streicheln der Katze oder sonst etwas, bei dem du dich richtig wohl fühlst. Versuche möglichst zu spüren, wie wohl du dich fühlst, zu sehen, was dich begeistert, und zu hören, was in der schönen Szene zu hören ist. Du siehst, hörst, spürst, riechst, schmeckst, was du in der wohltuenden Situation erlebst.

Welche Gedanken wählst du aus?

Je mehr Sinnesebenen du ansprichst, desto deutlicher wirst du die Entspannung und das Wohlgefühl spüren – und umso leichter wird es dir fallen, dich von der Befürchtung zu distanzieren.

Nochmal der genaue Ablauf: Unterbrich jedes Mal die negative Vorstellung, wenn sie auftaucht, durch den Gedankenstopp und lenke deine Aufmerksamkeit auf etwas Angenehmes oder Neutrales. Du kannst den Gedankenstopp auch mit einer körperlichen Aktivität verknüpfen oder eine Entspannungsübung anschließen. Und natürlich kannst du an dieser Stelle auch deine neuen hilfreichen Gedanken einsetzen. Auch mit der zweiten Variante des Gedankenstopps kannst du deine Gedanken und Phantasien unterbrechen:

Anleitung zum Gedankenstopp: 2. Variante

Wann immer du deine Befürchtung, unterbrich diese Vorstellung und stell dir ein Stoppschild vor, auf dem das Wort STOPP in Großbuchstaben zu lesen ist. Dann male dir aus, wie du rückwärts vom Stoppschild weg läufst, bis du etwa 6 Meter von ihm entfernt bist. Während du dich entfernst, werden die Buchstaben des Stoppschildes immer kleiner.

Dann laufe wieder auf das Stoppschild zu, bis du quasi mit deiner Nase das Stoppschild berührst. Du kannst nur noch ganz verschwommen das Weiß erkennen, einzelne Buchstaben nicht mehr. Dann gehe wieder rückwärts, bis du das Stoppschild gut und deutlich lesen kannst. Sage laut und deutlich Stopp. Stelle dir dann, immer wenn du deine Befürchtung unterbrochen hast, etwas Schönes vor, beispielsweise Spazierengehen am Strand, Kuscheln am Kamin, Barfußlaufen im Morgentau. Sieh die Situation ganz lebendig vor Augen und erinnere dich, was du auf deiner Haut fühlst und welche Geräusche du hörst. Je mehr Sinneseindrücke du in dir wachrufst, desto weiter weg kommst du von deiner Befürchtung und umso besser fühlst du dich.

Die Wirkung dieser Variante der Gedanken-Stopp-Übung beruht darauf, dass du dir nicht gleichzeitig Bilder vom Stoppschild und von einer Katastrophe vorstellen kannst.

Entspannung und Wohlbefinden

Erinnere dich daran, womit du früher gut entspannen konntest und dich wohlgefühlt hast – zum Beispiel spazieren gehen, deine Lieblingsmusik hören, ein Bad nehmen, etwas Leckeres kochen.

- Baue dieses Ritual in deinen Tagesablauf ein.
- Setze bei der Aktivität deine Sinne ein: Was hörst du, was riechst du, was siehst du Schönes, wenn du wanderst, kochst, badest …?
- Wie könntest du einem anderen Menschen deine Sinnesempfindungen so lebendig wie möglich beschreiben?

Tauche ganz in diese Erfahrung ein, um für diese Zeit deine Angstgedanken zu vergessen. Wenn du dich täglich darum kümmerst, dir etwas Gutes zu tun, kannst du Stress generell besser bewältigen und bekommst auch das Gefühl, etwas vom Leben zu haben. Notiere hier, welche Dinge dir gut tun, und plane sie bewusst in deinen Alltag ein.

Mir tut gut:

....

Wann möchte ich das tun?

....

Mir tut gut:

....

Wann möchte ich das tun?

....

Mir tut gut:

....

Wann möchte ich das tun?

....

Mir tut gut:

....

Wann möchte ich das tun?

....

Mir tut gut:

....

Wann möchte ich das tun?

....

Ausblick

Durch deine Arbeit mit diesem Praxisuch hast du dich auf den Weg gemacht, dich selbst und deine Ängste besser kennenzulernen und einen aktiven Umgang mit ihnen zu finden. Dazu möchte ich dich herzlich beglückwünschen!

Auf den vergangenen 140 Seiten hast du zahlreiche Ansätze und Techniken, mit deiner Angst umzugehen, nicht nur kennengelernt, sondern auch ausprobiert. Nun heißt es: Nicht stehenbleiben, sondern zuversichtlich weitergehen. Nur, wenn du weiter an dir arbeitest, wirst du dich langfristig von deinen Ängsten, deiner Panik oder deinen Phobien befreien können. Denk daran, dass Veränderung oft Zeit braucht, und sei geduldig mit dir selbst. Jeder Fortschritt, egal wie klein er erscheinen mag, ist ein Schritt in die richtige Richtung. Feiere deine Erfolge und sei stolz auf dich für die Arbeit, die du geleistet hast. Und noch etwas: Du bist nicht allein mit deinen Ängsten. Viele Menschen kämpfen mit ähnlichen Herausforderungen, und es gibt zahlreiche Ressourcen und Unterstützungsmöglichkeiten, die dir dabei helfen können, deine Ängste zu bewältigen. Nimm diese Hilfen in Anspruch.

Verliere niemals den Glauben an dich selbst. Du hast die Kraft und die Fähigkeit, deine Ängste zu überwinden und ein erfülltes und glückliches Leben zu führen.

Viel Erfolg dabei und alles Gute!

Umfangreiche Informationen, wissenswerte Hintergründe, Strategien, Techniken und Selbsttests sowie Videoseminare zum Umgang mit Ängsten, Phobien und Panikanfällen findest du auf **www.angst-panik-hilfe.de**